Biografía de mi cáncer

PATRICIA
KOLESNICOV

Biografía de mi cáncer

El valor
Por José Saramago

Patricia Kolesnicov es periodista y argentina, más periodista que argentina en mi opinión, pero esto es solo una pequeña idea de literato, colocar la profesión antes que la nacionalidad como si estuviera substituyendo un mundo por otro. Hace años le apareció un cáncer de mama al que se enfrentó con el valor con que solo una mujer es capaz. No lo digo para quedar bien, para ganar indulgencias entre la otra mitad de la humanidad. Si lo digo es simplemente porque lo pienso: ante el dolor, ante el sufrimiento, ellas son mucho más valientes que nosotros. El niño que llora y se queja por haberse desollado una rodilla sigue existiendo en el hombre aunque hayan pasado muchos años, y cuantos más pasen, más se notará esa presencia, la mujer le puso un decidido chupete en la boca y, si no consiguió callarlo del todo, al menos le aplicó sordina a sus lamentos, que los hará relativamente soportables ante oídos y sensibilidades ajenas. El hombre exhibe, la mujer no quiere que se note.Cuando el cáncer fue vencido, Patricia escribió un libro al que le dio el título de "Biografía de mi cáncer". No me gustó y se lo dije, pero ella no me hizo caso. El libro (publicado también en Portugal, en la editorial Caminho) traza sin complacencias un recorrido durísimo y, tal vez para honrar la palabra de quienes afirman que existe un humor judío particular (Patricia es judía) el relato, que en otras manos sería grave, inquietante, incluso asustador, despierta frecuentemente en nosotros una sonrisa cómplice, una súbita risa, una irreprimible carcajada. Con un poco más Patricia Kolesnicov se nos mostraría maestra de la paradoja y del más negro de los humores.Patricia acaba de recuperar los derechos sobre su obra y no se le ha ocurrido mejor idea que ponerla en Internet para uso, disfrute y lección de todo el mundo. Léanla y agradézcanselo. Y, ya puestos, agradézcanme también a mí que soy su amigo y he escrito estas palabras justas, mínimas para lo que ella merece, y que otros (sus lectores) harán crecer a través del respeto y de la admiración. Por su valor.

Publicado por Fundação Saramago, el martes 12 de mayo de 2009. http://cuaderno.josesaramago.org/40003 .html

A Olga Viglieca,
por los sucesos que se
narran
a continuación, entre otras
cosas.

Capítulo 1

Yo odio a los que tienen cáncer.

Odio a los que luchan contra el cáncer y a las fundaciones amigas.

Odio a los gurúes alternativos, felices de mostrar el camino de la salvación.

Odio a los que interpretan y a los que comprenden y a los que saben lo que tengo que hacer. Odio a los que me lo dicen por mi bien.

A los que derrotan todo tratamiento. A los que reinciden. A los que se mueren de cáncer.

"La vida de todos —me dirá en un rato la doctora a través de sus anteojos chiquititos— está en manos de Dios." Lo dirá, la doctora, y mis ojos no podrán desviarse de las ¿cinco? ¿seis? medallitas religiosas que cuelgan de su cuello como parte de su instrumental: estetoscopio y virgen. Por ahora, cuando dice que mi vida está en manos de Dios, en manos de la doctora de los anteojos chiquitos está mi biopsia. Hace quince días que la espero y acaba de llegar del laboratorio, la hoja del fax todavía tibia. La doctora se ha tomado unos minutos para leerla y la ha traducido: es un cáncer agresivo, hay tres ganglios tomados, otros detalles. Escucho datos, lesiones, conductos, grados, como si hablara de otra persona. Me está diciendo todo, pero de una manera que no entiendo: ¿me voy a morir ahora? Me doy cuenta de que no puedo leer el conjunto y cada dato, entonces, importa poco. ¿Me voy a morir o no?

Como si estuviera tranquila, como si no enfrentara la decepción de los ganglios tomados —hasta ese minuto estaba segura de que la biopsia diría que no era casi nada—, pregunto: "Con este panorama, ¿qué posibilidades de cura hay?". Es entonces cuando lo dice:

—La vida de todos está en manos de Dios.

—Estoy hablando de estadísticas.

—El cáncer de mama es la primera causa de muerte entre las mujeres.[*]

No hace falta mucho para saber que algo pasa: me despierto en el quirófano y el reloj dice que la "sencilla" operación duró casi tres horas. Estoy mareada pero me doy cuenta de que algo anda mal. La cara de la doctora al lado de mi cama enseguida explica la complicación. La bolita venía con maligna sorpresa. Pasará más tarde a charlar. Mi padre tiene los ojos rojos. Mi compañera me mira. "Quiero un pancho", le digo, y se ríe, no sé cómo hace pero se ríe y me besa. En las horas que siguen me llevará al baño, suero en ristre, me bajará la bombacha, cortará el papel higiénico, me acomodará mil veces la cama. Estará ahí horas después cuando yo me canse de jugar con el control remoto y saque mis conclusiones: "Tengo cáncer, ¿no?".

La doctora prefiere no hablar de cáncer. Falta la primera noche, viene a

_____

[*] Según la Asociación Argentina del Cáncer, el cáncer de mama es la primera causa de muerte entre las enfermas de cáncer. La American Cancer Society informa que es la segunda, detrás del cáncer de pulmón.

la siguiente. Busca el eufemismo. "Hay lesiones", dice, y no: "es maligno". "Vamos a tener que hacer rayos y posiblemente un tratamiento con drogas."

Tratamiento para el cáncer con drogas. La doctora no dice "trece letras" pero estoy en condiciones de llenar los cuadritos.

—Quimioterapia —completo yo, que estoy en la cama, pinchada, dolorida, inmovilizada. Que no puedo dormir boca abajo como siempre. Soy buena, le tengo paciencia y es mi boca la que se ensucia con la mala palabra.

—Sí —admite la doctora. Quimioterapia. La doctora no quiere decir nada más. Entonces, como soy más buena que nunca, finjo que estoy bien y tranquila y la dejo ir en paz.

Pero los que hablaron con ella —mi compañera y mis padres— tendrán que repetir mil veces qué les dijo a ellos. Qué me falta saber. La doctora —me lo contaron ellos— prefiere no hablar de cáncer. Dice que no significa nada esa palabra, después de todo, porque abarca enfermedades muy distintas. Que hay que esperar la biopsia y decidir cuál será el tratamiento.

Ajá. Tengo cáncer.

Ni la doctora ni los ecografistas ni mucho menos yo habíamos previsto un cáncer. No pensé en eso cuando, en febrero, toqué una bolita en mi teta derecha. No pensé en nada; saqué turno para ver a una ginecóloga. Fue un reflejo: hay que parar en los semáforos en rojo, hay que ver a un médico si se toca una dureza. No estaba asustada, era un trámite.

Tenía, además, perfil de chica fuerte: había sido muy deportista hasta la adolescencia, había retomado natación a los treinta y pico con toda soltura y estaba nadando mucho, le tenía confianza a mi cuerpo.

La estadística estaba conmigo: no se espera un cáncer de mama en una mujer menor de 40 sin antecedentes familiares. El Manual Merck de Información Médica para el Hogar —que el laboratorio me manda de regalo, de casualidad, en los días de la operación— dice que a los 30 años hay un 0,4 por ciento de probabilidad de contraer cáncer de mama. Que una mujer de 40 tiene una posibilidad entre 1.200 de desarrollar la enfermedad en el año siguiente.

Con esos cristales la doctora miró la primera mamografía en marzo. No era nada, pero pedían una ampliación y era mejor hacerla. Como alcanza con ir al médico para conjurar los males, ella dijo: "No es nada, pero hagamos la ampliación" y yo escuché: "No es nada" y punto, así que me fui a hacer una nota a Entre Ríos y cuando volví me había olvidado del tema.

Yo sí, pero mi mamá no. Me llamó cinco mil veces. Y dije cinco mil: "Pará de romperme las pelotas". Hice el estudio en mayo.

De ese segundo informe —redactado para los iniciados— sólo entendí que había que hacer alguna cosa para conocer mejor la estructura de la imagen. La doctora la miró y dijo la frase: "Podemos controlarlo en seis meses, podemos sacarlo ahora". Ahora, dos años después, ahora que sé que la decisión incorrecta me hubiera matado, es fácil hacer un relato épico sobre el instinto y sobre cómo me agarré del pasamanos de la vida. En ese momento las cosas eran bastante menos heroicas: estaba muy cansada, qué bien me vendrían unos días libres en el trabajo. Y bueno, ya. Saquémoslo ahora. No hicimos ni siquiera una punción para analizar la bolita antes de operar. O el cáncer no estaba en los planes de nadie o la doctora eligió ir directo al grano y no perder el tiempo. Adivinar las intenciones de los médicos será tarea cotidiana en adelante.

Con los cristales de las estadísticas tan a favor y, seguramente, a partir de la imagen engañosa que mostraba el estudio, la doctora previó una operación sencilla y recomendó dos días de licencia.

Entre la decisión y la intervención no pasa más de una semana. Esa madrugada partimos al sanatorio Olga, mi compañera; su hija Valentina; mis padres y yo. Olga y yo llevamos ropa para quedarnos a dormir, pero ella piensa ir a trabajar esa tarde y el regreso está previsto para la mañana siguiente. Los planes —¿del resto de mi vida?— cambian cuando, una hora después de empezar la operación, por los parlantes convocan a mi familia. Es ahí cuando la doctora les da la noticia a mi compañera y a mi madre: el informe patológico que se hace en quirófano dice que la bolita es mala. Hay que seguir la operación. Ella, la de los lentes chiquitos, está para traer chicos al mundo, ella no está para estas cosas pero se ha hecho cargo y ha llamado a otro cirujano para que la ayude. Me parece que fue la primera vez que alguien dijo, cerca de mi nombre, la palabra "oncólogo".

Vienen las primeras amigas. Alicia y Estela, tan centrales luego. Fernanda, que trabaja a la vuelta, pasa y le tiran el baldazo. Andrea, que será mi hermana pero sobre todo será la cuñada de mi compañera. Paula, que trabaja conmigo y trae el aire de lo cotidiano a una situación que empieza a dejar de serlo. Las expresiones de los demás, la máscara de "no pasa nada" que les deforma la cara, hablan de algo que yo no siento. Tengo mis dos tetas completas. El pedacito que sacaron es mínimo: lo sé porque lo dicen pero también porque me ocupé de palpar, aunque me doliera la herida. Estoy entera, no tengo ninguna percepción de enfermedad: ése será, justamente, uno de los trabajos por hacer.

Mi compañera llama a mi psicóloga, que tiene el pri- mero de muchos aciertos de estos meses: "Pregúntenle todo lo que quiere", dice y le pasa un lampazo a los futuros "no está en condiciones de decidir". De movida, la primera consigna: en mi vida sigo mandando yo.

No sé, sin embargo, detener la avalancha de visitas y mucho menos echar a las inconvenientes. Uno que me tranquiliza: "Yo me voy a ocupar de tus padres", como si no estuviera en el hospital sino en el velatorio. Uno con lengua de escalpelo: "Te vaciaron, ¿no?". El optimismo blindado —"Va a estar todo bien, va a estar todo bien, va a estar todo bien"— que manda a guardar la angustia, como si pudiera matarla con la indiferencia. Y, sobre todo, una amenaza: tenés que estar bien de ánimo, tenés que ser fuerte. Alguien se atreve a formularla en términos precisos: "Tenés que estar fuerte, no te vaya a pasar como a Fulanita, que se dejó matar por un cáncer insignificante".

Esa noche me pongo las pantuflas y paseo, con Olga del bracete, por el pasillo redondo de la clínica, por la recepción a oscuras. Las enfermeras no nos molestan. Son dos, cinco, diez vueltas al mostrador. Lo necesario hasta que el Valium haga efecto.

La convalecencia prevista era para dos días: fin de semana y el domingo, a trabajar. Pero a los dos días estoy en mi casa con un tajo en la teta y otro debajo del brazo, por donde sacaron los ganglios. Tengo el brazo derecho pegado al cuerpo, inútil. Y duele. Una amiga médica habla de los beneficios secundarios de la enfermedad. Que los enfermos se exhiben, chantajean con su dolor, se hacen atender, pasan al frente con sus deseos y se ponen en el centro de su vida; esto es, en el centro del mundo. Es una buena amenaza.

Por ahora, estoy quieta en mi casa y pido. Valu cruza el patio, desde la cocina hasta mi cuarto, con las primeras bandejas. Me contaron que en ese patio Ropi, el hijo de mi compañera, ha tocado —antes de que yo llegara— sus tambores, invocando la protección de dioses yorubas. Me emociona imaginarlo, con mi foto y sus tumbadoras.

Llega mi ex marido: su padre murió de cáncer unos años antes y se le ve el susto del que ya conoce la que se viene. Llegan amigas viejísimas porque yo las llamo: durante las primeras horas en mi casa relevo la agenda y armo mis barreras defensivas. Hay algún goce en llamarlas, sorprenderlas con ese llamado —hace tanto que no hablamos— y darles "la" noticia. En tener una buena historia. En que respondan: la gente de mi vida, lista para salvarla. Si el cáncer implica un barrido por toda mi historia, aquí estarán los que la hicieron conmigo

Sin poder central que distribuya premios y castigos, a 48 horas de la novedad no tengo interlocutor para el porqueamí. Lo digo así, como lo creí siempre, y a qué negar que acuso el desafío: ¿moriré por arrogante? Si hubiera un dios, un dios de todo el Universo y también de cada uno, si hubiera un dios que le diera un sentido a mi enfermedad, si hubiera un dios todopoderoso que hubiera decidido —o consentido— una mutación de mis células... ¿se enojaría ese dios si yo me negara a ver su maldad como prueba de su existencia? ¿Cambiaría ese castigo ya otorgado por salud y vida si, por miedo a morir, aceptara su presencia? Si hubiera un dios, ¿sería tan mezquino? Y si efectivamente este dios razonara de esta manera extorsiva, ¿no probaría esto que dios es una cabal creación humana? O dios no existe, o ya decidió, o no es sensible a mi indiferencia. Estoy salvada.

Justo justo en este momento, una laguna de espe- cialistas me deja sin médico. La doctora es ginecóloga, más específicamente obstetra. No. El cirujano que vino al rescate podría ser mi médico pero es demasiado importante, es un cirujano y yo no lo conozco. Tampoco. Más médicos no tengo porque, claro, soy una chica sana. Nadie tiene nada que hacer hasta que llegue el resultado de la biopsia. No son los médicos los que pueden contenerme y ni siquiera estoy segura de querer saber lo que son capaces de decir. Son quince días en blanco, en los que mi compañera y yo damos vueltas en redondo durante la semana y hacemos frenético miniturismo los sábados y domingos.

Ella decide que tiene que aprender a manejar y hacia allí se lanza. Después de algunas clases la acompaño a practicar a Palermo pero se va contra un cordón, las ruedas se amotinan y mi compañera se fractura un brazo.

Así que, cuando no han pasado quince días de la operación y salimos a la ruta, yo casi no puedo hacer los cambios y ella está enyesada. Entre las dos, sin embargo, llegamos con felicidad a la chacra de Claudia y Mónica, en San Clemente. Ah, oda al campo. Hace el frío más frío del mundo pero ellas nos reciben con comida caliente y nos hacen upa durante tres días. Es el fin de semana previo a los resultados de la biopsia y las amigas escuchan todas las especulaciones cientos de veces. Yo estoy segura de que no va a haber ningún ganglio tomado, que ya está. Olga presenta dudas, quizá sepa algo.

Tengo mucho pelo. Tengo rulos hasta la cintura, hasta la cola si están mojados y los estiro con los dedos. Tengo dos millones de hebillas. Grandes, de cuero, de madera, de metal, una hecha con una cuchara que me compró Olga en Colonia. Acabo de hacer un espectáculo unipersonal en el que me lo ataba en una escena, aparecía en trenzas en otra, lo mojaba sobre el escenario, lo zarandeaba. Uso los rulos para hacer el amor. Tengo demasiado pelo para mi estatura.

Era difícil, en los primeros '70, ser una nena con rulos. Había que peinarlos, los rulos se inflaban, había que atarlos: en las fotos de la infancia uso una cola tirante. A los doce me lo hice planchar y durante un par de años lo usé lacio: parecía el príncipe valiente. El falso pelo lacio necesitaba cuidados; era una adolescente que pasaba la tarde del viernes en la peluquería. Primero la toca, después los ruleros, el secador. Un do- mingo a la tarde, en el vestuario del club, vi a una chi- ca petisa, rubia, que se ponía savia en unos hermosos bucles y sacudía la cabeza. No sé cuánto tardé en sa- carme todos los ruleros, todas las tocas, todas las plan- chas de encima, pero a los 17 yo hacía lo mismo. Una vez, en algo así como una clase de dinámica grupal, nos pidieron que nos definiéramos a través del pelo. Me acuerdo: dije que era enroscado, pero que si se lo sabía tratar se le podía dar la forma que uno quisiera. Que se lo veía muy fuerte, muy personal, pero que con calor y humedad se volvía dócil.

Nunca lo volví a tocar. Mis galas consistieron en atarlo así o asá, en dejarlo secar con tiempo y agua, en una trenza hacia atrás para dar campesina o una trenza al costado y cuello mao. No me hice claritos ni reflejos ni nada de nada. Se me llenó de hielo una mañana de varios grados bajo cero, cuando lo lavé en las sierras. Se me llenó de piojos una vez por mes cuando fui maestra jardinera. Se me enredó en los picaportes y quedó aplastado debajo de los cuerpos de las personas que durmieron conmigo. Exigió una hora de dedicación en cada lavado: cepillo, peine grueso, peine fino. Mi pelo es algo que yo hice conmigo misma. Un tratado de paz en los horrores de la adolescencia. Una be- lleza que encontré. Y ahora me dicen que si quiero seguir viva lo tengo que dejar caer.

Sueño con una nena que se va a ahogar pero yo la pesco ¿con una red? y la salvo. La saco y la abrazo, apretada contra mi pecho. Del lado derecho. El cáncer es de mama, yo no tengo hijos y los folletos dicen que esa falta te pone del lado de las mujeres en riesgo. Como si la teta se pudriera de no dar de mamar. Como si un bebé fuera, en el cuerpo mismo, un seguro de vida. "La teta, la nena" dice mi analista y yo pasaré muchos cincuenta minutos tratando de saber qué me quiero decir con ese sueño, con esa nena salvada justo contra esa teta que no se sabe si se cura o me mata.

Así llegamos el lunes 5 de julio al consultorio de la doctora de los lentes chiquitos, que llama al laboratorio y pide el fax con el veredicto. Carcinoma ductal infiltrante de tipo no especial NOS, grado histológico III, grado nuclear III, con algunos focos de carcinoma intraductal de alto grado GN III, de tipo sólido. Dice, la biopsia, otra cantidad de cosas que seguirán siendo incomprensibles aun después del minucioso estudio al que serán sometidas. Dice, el punto *c*, con toda claridad: "Tres de diecisiete ganglios linfáticos con metástasis carcinomatosa, en uno de ellos, masiva, con infiltración en la cápsula ganglionar, y en los otros dos, parcial". Dice que el tumor es hormono-independiente, olé, no tiene nada que ver con mis estrógenos. Dice, en mayúsculas: "TUMOR DE ALTA AGRESIVIDAD BIOLÓGICA".

Dice, la doctora, que de la teta sacaron todo pero que no se puede saber si en los caudales que circulan por el cuerpo quedó alguna célula cancerígena, lista para afincarse en cualquier órgano al paso. Esa duda me llevará a la quimioterapia, a los rayos, a que se me caiga el pelo, a que se me llene la boca de llagas, a que la teta se ponga en carne viva. Tengo 33 años, tengo cáncer de mama contra toda estadística, soy otra vez parte de la minoría y sé, por si lo había olvidado, que la estadística es una descripción del pasado y no un pronóstico. Sé, sobre todo, que en cada decisión puedo ser el grueso o la excepción. Soy, a la vez, el botón que basta para muestra y la golondrina que no hace verano.

La doctora me deriva a un especialista en patología mamaria, que me deriva a un oncólogo y a un radioterapeuta; no entiendo a quién tengo que llamar cuando me duela la cabeza. Llevo a cada consulta la biopsia, tres páginas que son mi nuevo documento de identidad. Entro a una catedral de burocracia. Voy a los mostradores con prepotencia: no es una urticaria, no puedo esperar, no puedo venir la semana que viene. Tengo una prepaga y una obra social sindical. Hasta ahora vengo haciendo todo por la prepaga, pero doce horas antes de la quimioterapia sabré que, por un convenio particular, ellos no cubren medicación oncológica. Que no me la dan. La tienen, saben que la ne- cesito —sus propios doctores lo han dicho— pero una señorita mira una computadora y dice —no lo dice— que me muera, pero que el convenio no la incluye. Y no dice, pero dice, que es problema mío si nadie me avisó. En el mismo lugar donde me operaron me hablarán del contrato y la medicación se quedará en el estante. Pero falta para esa sorpresa. Por el momento, estudios. Auditores.

Voy al centellograma distraídamente: la imagen dirá si tengo afectado algún hueso y yo soy militante del optimismo pelotudo. Mientras esperamos, en los sillones bordó de un sótano, mi compañera critica la arquitectura del sanatorio con un énfasis tal que entiendo que ella también está disimulando. La técnica, por suerte, me da charla casi todo el tiempo, durante la media hora del examen. La máquina escudriña mi cuerpo despacito y me entero, grano por grano, de las bondades de las arenas de Santa Teresita. "Está bien", dice la técnica, después de tanta playa. Salgo y digo: "está bien" y pasamos a otra cosa. Hasta que Olga me mira y pone las cosas en su lugar: "¿Te imaginás lo que sería nuestra vida si la placa hubiera tenido alguna manchita?".

Capítulo 2

Mi cáncer no se siente, se entiende.

A mediados de julio llevo un mes sin ir a trabajar, hace frío, todavía no empecé el tratamiento y junto bronca. No leo, no miro películas, no hago nada. Tengo planes: mi licencia será larga, quiero leer literatura clásica: creer que hay un futuro y hacer algo de una vez con mi formación. Homero. La Divina Comedia. Shakespeare. Y, por supuesto, En busca del tiempo perdido. Estoy por empezar a leer en cualquier momento, pero los planes tienen que esperar un poco: ahora no es verdad que me sobre el tiempo; estoy ocupada teniendo ese cáncer que no se ve. O no teniéndolo más, quién sabe, aunque es lo mismo. Es lo mismo: una vez diagnosticado, el cáncer está aunque sólo sea en la sospecha. Lo que sí siento es el divino brazo: el brazo duele, estoy enferma. Pero el brazo es el tajo, no es el cáncer, el cáncer está —lo dijo la doctora— escondido.

Mi enfermedad es ese papel que la describe.

Por qué a mí.

Hay una respuesta fácil: ¿por qué no a mí, eh? No me sirve esa sencillez. Por qué a mí, qué condiciones tengo para el cáncer, qué flanco di y por qué, qué de- seo hay en este cáncer, qué goce. No digo —y nadie podrá decir enfrente de mí— que yo me lo haya producido. Sí que la enfermedad entra en un contexto.

Me imagino el cáncer como una rebelión de las células, un estallido frente a la opresión, el miedo, la represión. La vida que aprieta como una bombacha chica y entonces llega el cáncer: un big bang enloquecido, justiciero, creador de ese universo paralelo, el del mal. Así considerado, el cáncer es casi una reivindicación; las rebeliones me dan simpatía y pienso —de a ratos la psiquis parece todopoderosa— que esa simpatía puede matarme.

Todo está escrito, todo está pensado. En este caso todo está bien pensado por Susan Sontag. Me lo dice una amiga intelectual y le creo, así que voy a una librería chiquita y compro *La enfermedad y sus metáforas*. Así me entero de que no soy original: "Según la mitología, lo que generalmente causa el cáncer es la represión constante de un sentimiento (...) La pasión reprimida que la gente cree que da cáncer es la rabia".

El cáncer, entonces, es causado por la rabia. ¿O es la rabia misma, en el nivel celular? La famosa procesión que va por dentro, ¿es la de esas células insurrectas? ¿Soy responsable de este cáncer, por la rabia que tengo, por la cobardía que me hizo guardarla, por la comodidad que me hizo adaptarme a ella? ¿Soy responsable por aguantar las injusticias del mundo y las de mi propia vida sin pegarle a nadie ni poner ninguna bomba? ¿Me muero porque no sé vivir?

La oposición de Sontag a este tipo de creencias es un alivio. "Podría parecer menos moralista ver la enfermedad como expresión del yo que como castigo adecuado al carácter moral objetivo del paciente. Pero este punto de vista, en definitiva, resulta tan moralista y punitivo, si no más, que el otro. Con las enfermedades modernas (antes la tuberculosis, hoy el cáncer) se empieza siempre por la idea romántica de que son expresión del carácter y se termina afirmando que el carácter es lo que las causa —a falta de otra manera de expresarse. La pasión avanza hacia adentro, ataca y aniquila los recovecos celulares más profundos. (...) Tanto el mito de la tuberculosis como hoy el del cáncer sostienen que uno es responsable de su propia enfermedad."

Sontag me dice en esos días de julio, en esa espera, que cualquier enfermedad importante cuyos orígenes sean oscuros y su tratamiento ineficaz tiende "a hundirse en significados". Entiendo que si el origen es misterioso y la ignorancia es intolerable, habrá que buscar la culpa en lo conocido, que son los enfermos. Despejar la incógnita analizando el término visible. Ver qué tenemos, qué hicimos en común Silvina, Adrián, mi tía Juanita y yo, por ejemplo. Gracias, yo no tengo ninguna clave. Sontag aleja de mí la culpa, si alguna vez la había tenido. Yo no siento culpa. Siento una furia seca, picando por el cuerpo.

Por qué a mí.
Hay una respuesta que apunta hacia un afuera in- forme. Porque tomo sacarina, porque como enlatados, porque respiro caños de escape, porque no duermo la siesta y no distingo el canto de un ruiseñor del de un benteveo, porque me tocan bocina

todos los días. Tengo cáncer porque la ciudad es sucia y enferma. Es ese afuera inmundo que avanza sobre mí, desde adentro. Si viviera al sol, si no me angustiara por plata, si nunca sufriera por amor, si me tomara dos horas para almorzar y consultara a mi corazón antes de moverme, si nunca tuviera una agachada ni hiciera una sola cosa en contra de mis convicciones, si me llamara Eva y anduviera en bolas por el Paraíso, no tendría nada. Esa respuesta tampoco me sirve.

Por qué a mí. De dónde salió esto. Qué hago con la enfermedad. Estaré meses tirando hipótesis en el diván, en todos los cafés de Buenos Aires, vuelta y vuelta en la cama. Por qué a mí parece la pregunta necesaria para salir a buscar una cura. Lo que esté mal tendrá que estar bien. Pero no me paralizo en la búsqueda de la falla: digo que estoy abierta a cuanta terapia haya. Y es mentira.

Todo el mundo tiene su médico y es urgente hacer una interconsulta, todo el mundo tiene su brujo y hay que verlo, todo el mundo tiene su médico chino, su macrobiótico, su naturista, su inmunólogo. Todos conocen un tumor terrible que remitió en un pase mágico. Mi contestador —no atiendo a casi nadie— se llena de números de teléfono: en Israel, una fundación recibe por fax los estudios y los hace ver por especialistas de todo el mundo; la dieta del doctor K reduce los efectos de la quimioterapia, una organización brasileña trabaja sobre las defensas de los que se dan quimioterapia, ¡leí en una revista...!, etcétera, etcétera, etcétera, etcétera. Digo que sí, sí, sí, pero no muevo un dedo al principio. Sin embargo, ¿cómo no buscar un tratamiento alternativo? ¿Cómo desconocer la indiferencia de los alópatas por el todo, la soltura con la que un especialista al pasar te dice "te van a salir llagas en la boca y en la vagina"?

Mi médico naturista, ese que me sacó el ardor en la boca del estómago, dice que no sabe nada de cáncer y me empuja afuera de su consultorio en, a lo sumo, tres minutos.

El desaire no me desanima. Mi amiga Gabriela me habla desde hace un año —cuando el cáncer era asunto de otros— de unos médicos paraguayos que hacen un tratamiento con yuyos. Que convirtieron el pomelo maligno que Ale tenía en el cerebro en una naranja y luego en nuez. Ya me resulta familiar el tratamiento de Ale, así que de toda la gente razonable que me llama y me pasa teléfonos elijo a Gabriela y sus brujos. Voy a verlos a un departamento sin número en un edificio del centro. Toco el timbre y me piden que espere unos minutos en un pasillo penumbroso, con un sistema de luces que se apagan solas una vez por minuto. Cuando abren la puerta sale una pareja, la señora se abraza con una cuarentona de pulóver rosa y jean, le dice gracias, gracias, gracias, y se entiende que lo que le agradece es su vida. El departamento es mínimo, es horrible, en la pared hay pegado un póster de Jesús, de ésos en los que la imagen despide rayos de colores y la mirada del Cristo persigue siempre a quien lo mira. Plastificado. Con chinches. Del otro lado, el dibujo de un pie en el que se indica qué zona se corresponde con cada órgano del cuerpo, se ve que alguien ahí hace reflexología. Detrás, unas frases de Sai Baba que no retengo. Me siento frágil y la señora de pulóver rosa que me atiende es tan amorosa; tiene, se diría, el secreto de la vida en la mano y lo da con humildad. Lee la biopsia y dice ajá, pregunta cuándo me van a operar. Pregunta cuándo me van a operar, es decir, no entiende que ya me operaron, la doctora. Esto no es para racionales, esto es para desesperados, así que no me voy, me quedo y paso a la salita de al lado, a la camilla. Me revisa y dice que la operación está bien hecha, que ella busca y no encuentra ningún rastro de cáncer, que no parece que yo tenga cáncer, que seguramente no lo tengo más, que no lo tengo más. Ma, pero.

La señora muestra un álbum de fotos y hay que ser necio para no admitir la rotunda mejoría de toda esa gente. Aunque se les hubieran muerto tres veces más pacientes que los que salvaron, a alguno salvaron, a los del álbum. La doctora —en la pared hay un diploma en terapias naturales, con foto— dice que son yuyos, pura naturaleza, que puedo ir a buscarlos a Asunción o ellos me los pueden hacer traer. Todo el tratamiento sale 1.500 dólares porque el traslado es caro y, en fin, hay que convencer a las azafatas de que traigan esos medicamentos ilegales. La doctora de pulóver rosa es afectuosa y yo hago fuerza para creer en ella pero no hay caso, su discurso ecléctico me da desconfianza, para intentarlo todo estoy yo; de ella esperaba alguna certeza.

En la calle despliego dudas: si es tan sencillo curar el cáncer, si nadie tiene por qué morir jamás, si es natural y hasta saludable el tratamiento... ¿por qué no se aplica como norma en todos los hospitales? Bueno, dice la vulgata, porque hay intereses, los laboratorios no se perderían ni locos semejante negocio, el poder médico no acepta sugerencias, su ruta. Pero si estos sanadores son tan buena gente y tienen en la mano, en la maceta de Asunción, el remedio para una enfermedad que lleva al sufrimiento, a la amputación, a la muerte... ¿por qué no hacer una campaña, salir en todos los diarios, liderar un movimiento de enfermos que empapen las paredes del Ministerio de Salud con el suero de la quimioterapia y exijan sus yuyos y el inmediato Premio Nobel para los que lo aplican? Las únicas respuestas son las fotos y la nuez de Ale. Y yo no tengo que hacer una tesis. Yo soy una desesperada más.

En nombre de estudios milenarios pido turno con un especialista en macrobiótica. Es delgado, tiene ojos celestes, está sereno. Me recibe en un salón amplio, lleno de colchonetas. Estamos descalzos. Escucha, pregunta. Mira las manos, los ojos. Dice que tengo un cáncer yin, expansivo. Duda de la quimioterapia y de los rayos. Pero si voy a hacer eso —y voy a hacerlo—, entonces él tiene una dieta para impedir que —terrorismo natural— esas drogas me ataquen el corazón y las arterias: té de llantén, desayuno con bollitos de mijo y calabaza y jugo de dos zanahorias, media manzana y media naranja, té de marrubio, arroz integral, gomassio, hakussai, papa ñame, hongos shitake, sopa de bacalao, sopa de porotos aduki con algas kombu... todo pesado, medido: 20 por ciento del plato con verduras cocidas, 50 por ciento cereales, 10 por ciento... Le digo que no, gracias. No quiero medicalizar mi vida hasta tal punto, no puedo convertir la comida en remedios. El hombre sonríe con la tranquilidad del sol naciente. "Te va a hacer bien", asegura y su certeza me irrita. Justifica alimento por alimento. Es escandalosamente racional. Por primera vez me enojo: yo no quiero vivir como él propone, ni siquiera por un tiempo. Se lo digo. No soy japonesa, no quiero más elementos extraños en mi cuerpo, bastante ajenidad se metió hasta ahora. Trato de sonreír, darle la mano e irme en paz pero el saludo sale hostil y quiero llorar de alivio cuando salgo y vuelvo a mi asiento en el coche. Decido —lo sabré después— mantener el control sobre mi vida. Me angustia rechazar algo que sin dudas —él no deja ningún espacio para las dudas— va a hacerme bien, me da miedo sacar una ficha del tablero, yo, que iba a apostar a todo. Mucho más desde las tripas que desde la razón digo el primer "no". Yo no soy mi cáncer. Esto no. Y no.

Internet ofrece más opciones. "La cura del cáncer por medio del aloe vera", anuncia una página. Otra vez, es sencillísimo. Copio literalmente la receta: "Dos hojas grandes (o más, si son pequeñas) de esa planta 'Aloe Vera' (peso total de unos 300 gramos más o menos). Que no sean ni muy viejas ni muy jóvenes. Tras lavarlas (para quitarles el polvo), quitar las espinas del borde y recortar ligeramente sus rebordes. Medio kilo de miel. Siete a ocho cucharadas de sopa de algún cognac o whisky (en otra receta se indican solamente 3 o 4 cucharadas). Pasar todo ello por una licuadora durante uno o dos minutos. Resultará una especie de bebida cremosa. Su sabor es un poco extraño, pero no sabe mal. El brebaje formado por estos elementos constituye una unidad de tratamiento". Nadie gana plata con esto. No hay que poner la tarjeta ni adherir a ninguna secta, ni siquiera mandar un donativo de agradecimiento. Pero quien lo haya puesto en la red sabe que suena raro. "Es tan sencillo, que puede parecer hasta ridículo. Sin embargo ha sido avalado tantas veces con hechos reales.... Nadie podría prestar la menor fe a la proposición de un tal tratamiento, a no ser por la innegabilidad de tantos hechos constatados. A medida que se ha ido extendiendo su conocimiento y la constatación de su extraña efectividad, son ya bastantes los médicos, algunos de ellos expresamente dedicados a la curación del cáncer, que se han interesado por él. Tras haber comprobado su éxito, están también interesados en estudiarlo y comprenderlo mejor. ¿Este tratamiento cura toda clase de cáncer? No se sabe. ¿Qué tipos de cáncer cura de hecho? Tampoco se sabe. Sólo se sabe que ha habido muchas curaciones de muchas clases de cáncer: cáncer de piel, de garganta, del seno, del útero, de próstata, del cerebro, del hígado, del intestino, leucemia, etc..."

Por suerte, el jarabe de aloe vera —advierten— se lleva bien con la quimioterapia. No es necesario dejarla.

En la red hay de todo, incluso el libro del doctor Francisco Contreras, que te mandan por correo por ocho dólares con ochenta: "Este libro reseña los tratamientos alternativos para contrarrestar y prevenir el cáncer. El método del Dr. Contreras incluye crear una atmósfera de oración y alabanza positiva, amorosa y llena de fe; esto, junto con la Palabra de Dios, son las herramientas que usa para combatir el cáncer. Uno de los objetivos del libro es provocar esa misma atmósfera de fe en los lectores, proveyéndoles de numerosos y poderosos ejemplos reales de personas que han gana- do la victoria sobre esta enfermedad". El libro de Contreras es una publicación de Casa Creación, una editorial vinculada a www.vidacristiana.com.

En la misma página: "La cura bíblica. Cáncer", de Don Colbert: "Forma práctica y fácil de emplear sus múltiples conocimientos médicos para tratar enfermedades como: acidez e indigestión, artritis, cáncer, enfermedades del corazón, diabetes, depresión y ansiedad. La base de estos libros son enseñanzas bíblicas y los últimos hallazgos científicos". No hay que creer en cualquiera; un currículo: "Don Colbert es médico especialista en terapias alternativas, graduado de la Escuela de Medicina Oral Roberts. Tiene su propio consultorio y ha ayudado a miles de personas a descubrir la alegría de andar en la 'salud divina' y vivir libres de dolor después de años de sufrimiento. Ha asistido al pastor Benny Hinn en muchas de sus cruzadas. Él y su esposa, Mary, residen en el centro de la Florida".

Vale tres noventa y nueve, no se cura el que no quiere.

Un avisito en el diario dice austeramente que hay remedio y da un teléfono. Llamo. Atiende un "Doctor Mengano" y habla de una sustancia que se empieza a usar en Alemania y que tiene gran eficacia. Habla en científico. No dice que hay que irse a la montaña ni comer arroz integral. Dice que esas drogas no, éstas sí. Que el mundo médico no las acepta porque son demasiado baratas. Dice, el muy hijo de puta, que las cifras de curación que dan los oncólogos son falsas: que casi nadie mejora con la quimioterapia. Me lo dice a mí, que tengo en la mano esa biopsia, la teta cortada y una amenaza en el sistema linfático. Me lo dice mientras espero el turno para empezar la quimio.

Pero no escapo al tratamiento alternativo y vuelvo a los conocidos de mi amiga Gabriela, al departamento de los paraguayos. Así como la ¿doctora? que me atiende me encomienda a Dios, a algún manosanta new age, a Gandhi, Sai Baba, Jesús y mi fuerza interior (todo junto), yo me apoyo en la fe de mi amiga de la adolescencia y allá voy, a los yuyos.

No son plantas, literalmente. Han pasado por un laboratorio y los yuyos llegan a mí en forma de unas pastillas blancas, grandes, con olor a pata; unas gotitas que parecen Hepatalgina; pastillas de varios otros colo- res y, lo más importante, un frasco marrón de un litro, con un líquido espeso, se diría licuado de alcauciles. Hay que tomarlos salteados: al despertar uno de éste y dos de aquél, a media mañana uno del otro, antes de comer, después de comer, a media tarde, con la cena... Media hora antes de dormir, una taza de agua tibia con el elixir de alcaucil. Hago un cronograma que pego en la heladera. Lo tomaré con todo rigor durante los próximos meses. No les creo nada.

Ese tratamiento también incluye una dieta naturista, que después de conocer la macrobiótica me suena a libertinaje: nada de carne, sólo pollo orgánico, pescado fresco, nada enlatado, nada de leche ni huevos ni harinas refinadas ni alcohol ni gaseosas, ni azúcar, ni edulcorante, ni té ni café... La dieta es desintoxicante, dicen. Aunque no lo fuera, sirve para marcar un período de excepción. Para hacerme cargo de la enfermedad. En los próximos meses habrá que comprar especialmente para mí, cocinar por separado para mí, buscar restaurantes donde pueda comer. Nada de lo tradicional parece estar indicado. Como si Occidente fabricara enfermos, hay que descartar todo lo que haya sido tocado —producido, adoptado, aprobado— por esa —mi— civilización: hasta el champú y el dentífrico. Hay que encontrar azúcar de maíz, café de malta, pollo alimentado

sin hormonas, verduras cultivadas sin
ningún agroquímico, champú natural.
Al pie de la letra, trabajo full time.

Olga y yo saqueamos la naturista
del barrio, Andrea llega con sopa de
lentejas, Miriam empieza a enseñarnos
a cocinar con cosas tales como mijo y
rábano, mi madre inventa mayonesa
sin huevo, a base de porotos de soja
licuados. Yo tomo la dieta como si en
eso me jugara la cura. Pero me quedo
con el dentífrico de siempre.

El cáncer no se ve y ésa es su
ventaja. Es trabajo mío no aceptar ese
disfraz, no negarlo blandamente. Estoy
enferma, la extravagancia de estas
comidas me lo recuerda todo el tiempo
y, en un par de meses, mis ambiciones
más próximas —mezcladas,
confundidas— serán terminar la
quimioterapia y zamparme un Big
Mac.

Viene una médica amiga y me
dice que el cáncer tiene que ver con
una falla en el sistema inmunológico.
Que todo el tiempo hay células
cancerosas que son destruidas pero en
un determinado momento el guardián
se distrae, es engañado, el ángel pierde
la batalla. Pienso —en la línea de la
psiquis todopoderosa— que hay algo
que no supe reconocer como agresión.
El cáncer es, entonces, metáfora de mi
vida. Explicar todo de nuevo.

En julio voy por primera vez al oncólogo. La clínica es una casa vieja, elegante. Para llegar a los consultorios hay que atravesar un patio con plantas. Hay una máquina para servirse libremente café, pero yo no porque mi nueva vida natural me lo impide. No miro, en la recepción, a la mujer que pide que baje el médico porque ella no puede subir la escalera. Tiene como setenta años, no tiene nada que ver conmigo.

Olga y yo subimos rápido y llegamos a la sala que —esto es una epidemia— está llena. Hay que esperar, acá no voy a impresionar a nadie con que no tengo tiempo para perder, hay que mirar el programa de manualidades que dan en la tele de la salita o leer el formulario enmarcado en la pared: avisa que la quimioterapia puede no curar al paciente. Avisa que puede matarlo, incluso. Tiene espacio para dos firmas: la del paciente y la de otra persona, ¿que esté en su sano juicio?

El oncólogo es grandote, barbudo, pinta de oso bueno. Dice que el cáncer agresivo responde mejor a las drogas: se exhibe, va de frente y la quimio le canta piedra libre enseguida. No es optimista ni pesimista: lee la biopsia, me revisa, escucha, como si todo fuera un trámite, como si él fuera un técnico y de la prolijidad de esas anotaciones dependiera todo. Se adivina —en las formas mullidas de su cuerpo, en la manera en que mueve unas manos enormes— que esa frialdad es una impostura.

El oncólogo arma una carpeta, le pone mi nombre, nos da una copia del formulario que estaba colgado en la pared y dice que es una formalidad, pero que sin eso no empieza el tratamiento. Olga y yo autorizamos. Con un frasquito de plasticola, el doctor pega ese papel en la cara interna de la carpeta de cartón. Conmueve por lo artesanal.

La visita es ilustrativa: ser joven —dice el doctor— es un arma de doble filo. El cuerpo es fuerte, la actividad hormonal también y la actividad hormonal favorece al otro, al cáncer. Veo el panorama como un videojuego: el cáncer come o la quimio lo come a él y salva a la doncella. Si el otro gana, nos morimos los dos. Los aliados —la quimio, los rayos, el inconsciente— ganamos si lo eliminamos para siempre. Hay varios empates posibles.

Dice el doctor oncólogo alópata científico guar- dapolvo blanco que no haga una dieta vegetariana. Que me voy a debilitar, que no me conviene adelgazar, que coma carne. Le digo que sí, claro. Pero no, claro. No voy a discutir con este personero de la ciencia occidental sobre la maldad de la era industrial. No lo voy a dejar que me hable bien de la ciencia y mal del arroz integral, como al otro no lo dejé que me hablara bien de la papa ñame y mal de la radioterapia. Elijo creerle a cada uno lo que me cae bien. No tengo paradigma.

Dice también, el doctor, que se me va a caer el pelo. Todo. Que mejor me lo corte cortito. Esa noche me baño y me siento a escribir. Los rulos, mojados, me pesan. Pasan la cintura esos rulos que llevo casi veinte años sin cortar. Mientras los siento sobre la espalda, escribo que se me están por caer. No lo creo.

Unos días después de ver al oncólogo, una junta médica pronuncia el nombre de las drogas vengadoras que matarán mi muerte: paclitaxel, doxorrubicina. Hay que ver a un auditor con los estudios para que la prepaga las entregue. Lo hago rápido, con aire liviano. El auditor llena una ficha y dice que hay que ir a retirar las drogas en unos días.

Tengo cita para la primera sesión de quimio el viernes 23 de julio a las 9. El jueves 22 va mi mamá con la receta. Es ahí cuando le dicen que no, que por el convenio de tal por cual no corresponde medicación oncológica. La chica que se lo dice fija la vista en la pantalla y lee el mensaje como si ella fuera la computadora.

Mi mamá me llama, yo la llamo a Olga, Olga sale a encontrarse conmigo y dos compañeras, Paula y Matilde, hablan con gente que puede arreglar las cosas. Mientras tanto yo voy a ver a la chica de la computadora.

Dan ganas de abollarle la nariz contra esa pantalla, dan ganas de matar al mensajero, pero ella no tiene la culpa, aunque no se priva de contestarnos mal a nosotras, que pedimos a los gritos eso que a ella le pagan para negar. Son las seis de la tarde, faltan quince horas para mi turno con la aguja y no tengo nada que poner en las bolsitas del suero.

No hay nada que hacer con la prepaga, por lo menos no en las dos horas que quedan hasta que todos los auditores, los médicos, los empleados de las farmacias se vayan a la casa a comer sus milanesas con puré y ver la tele.

Me recomiendan la vía del sindicato y digo que estoy apurada: no tengo tiempo para la burocracia y el delegado que nos supimos conseguir está esquiando en Chapelco. Pero los que pueden arreglar las cosas las arreglan: un llamado oportuno llega a la dirección del sindicato en pocos minutos y ellos dicen que sí. Me avisan que vaya, que me la van a dar ahí. Ahí, donde no hice nunca un análisis, donde no vi al auditor, donde no tienen nada que ver con el doctor que escribió la receta. Me la van a dar atendiendo al apuro.

Pasadas las siete Olga, mi mamá y yo llegamos a un sindicato vacío, a oscuras. Me parece un lugar hermoso, sencillo, siento el pecho inflado de amor por el movimiento obrero que supo hacer organizaciones como ésta.

En una oficinita nos esperan dos personas. Miran el nombre de las drogas, los transcriben, dicen que la semana que viene, después de la aplicación, haga los trámites. Ya está. La farmacia queda a dos cuadras. Tardan un rato en preparar el pedido, es una bolsa grande, como de mercado. Pesa. Ponen, además de los remedios, guantes de látex, tubitos, mariposas para cerrar el paso de la droga, agujas, cosas todas que me dan las primeras náuseas. Las primeras náuseas no esperan a la quimio. La receta que traigo dice que la obra social se hace cargo del ciento por ciento, pero igual me hacen factura: son cuatro mil dólares.

El prospecto del paclitaxel es desplegable. Un metro cuadrado de efectos secundarios.

Capítulo 3

Nunca me impresionaron las agujas.

No me impresiona ésta, que se mete en mi brazo izquierdo, conectada a un tubito conectado a una bolsa de suero. No me impresiona la enfermera que regula el goteo con una mariposa en el tubito. Estoy tirada en una cama que se sube y se baja. Acá empieza la cosa.

Es viernes temprano. El 23 de julio es el cumplea- ños de mi hermana, todos los años menos en 1999, que es el día en que empiezo quimioterapia. Ando muela contra muela desde la madrugada y así llegamos al Instituto. Dos horas, dijeron. Así que llevo el cargamento de drogas y, en mi cartera, una novela policial. Entrego la carga cuando entro y me hacen pasar a un cuarto donde está la cama, una silla, un pie para colgar la bolsa con la medicación y un armario con frazadas. Enfrente hay otra sala con cinco, seis sillones y un par de televisores; ahí hay gente recibiendo su qui mioterapia. Pero yo no. Será que en mi orden decía "aplicación larga". Será que lo mío es mucho más grave. Será que me voy a sentir mucho peor, algún motivo habrá para esta deferencia. No pregunto —no tendría paciencia para escuchar una respuesta— y me quedo sentada en la cama. La enfermera entra y sale. Aparece un doctor que supervisa. Es él quien da comienzo formal al tratamiento, pone la aguja en la vena gorda de mi brazo izquierdo, explica que serán varias bolsitas de suero, una con un antibiótico, un protector para el estómago, un antiemético que anda bárbaro y hace que la gente con quimio casi ni vomite, la droga misma y algo que lava la vena. Más o menos así o en cualquier otro orden. El doctor hace algunos chistes y por fin se va, nos deja solas, Olga y yo.

Cae una gota, una gota, una gota, demasiado lento. Abro el librito y me voy un rato con la detective que es la buena pero también es una veterana de Vietnam así que nunca se sabe. No duro mucho: me estoy mareando, las letras tienen contornos difusos, las letras se mezclan, los renglones ondean. Apoyo la novela, todavía abierta, en el colchón, tengo frío. Mi compañera saca una frazada del armarito, me tapa, se acuesta a mi lado y me abraza. Se pone, conmigo, en la camilla de la quimioterapia. Tengo el brazo estirado, baja la droga y ella apoya su cabeza en mi pecho. Ella está ahí, no estoy en manos del doctor y la enfermera y las agujas. Soy un cuerpo amado, no solamente un cuerpo enfermo.

La enfermera entra y desaprueba:

—Usted no puede estar en la camilla.

—Bueno —dice Olga, y no se mueve.

—¿Qué va a decir el doctor, si entra?

—Bueno, bueno —repite Olga, sin discutir y sin soltarme.

Cuando me cambian la primera bolsita me quedo dormida. Voy a despertarme cada vez que falten dos gotas para terminar una bolsa, para pedir que no se demoren, que Olga salga y traiga a la enfermera, que ponga la droga que sigue, que abra la canillita y la haga pasar más rápido. La aplicación, efectivamente, dura dos horas. Me quiero ir, me quiero ir, me quiero ir.

El viaje de vuelta, en el taxi, es largo, qué asco la Capital Federal. Voy recostada sobre el asiento, con los ojos cerrados, no puedo abrirlos, estoy bombardeada. Lo único que quiero —esta sensación irá in crescendo a través de las aplicaciones— es acostarme en mi cama y el tránsito porteño —para llegar a casa hay que cruzar el Once— demora esta necesidad. Hago mentalmente el camino, siento cuando el taxi dobla, puedo decir en qué calle estamos, voy contando las cuadras. Aterrizo en la cama, pido que me dejen sola y duermo seis, siete horas. Cuando despierto estoy nerviosa, me siento mal, tengo náuseas. Muevo las manos y están raras, las articulaciones duras. Me duelen los huesos de los tobillos. Por primera vez, la desesperación no es mental: tengo que hacer algo con este cuerpo quejoso, ahora, ahora mismo preciso un contrarremedio que ponga bienestar donde el agente de curación creó el dolor. "Cualquier cosa está permitida hoy", dijo el doctor de la quimio antes de despedirnos y ahora pienso que hablaba de marihuana. Vi una película en la que Susan Sarandon tenía cáncer y fumaba marihuana: "Te dejan fumarla, pero hace falta tener cáncer", dice su personaje. En los días en que escribo este capítulo —fin de julio de 2001— la ley permitió a los médicos canadienses recetar marihuana a pacientes terminales o crónicos. Lo único que se necesita para fumar eso que te alivia sin que la ley te persiga es que dos médicos coincidan en que lo necesitás. La ley prevé el suministro, así que se autoriza a algunos pacientes a cultivar su plantita y también a que se establezcan compañías dedicadas a esta provisión. ¿Qué crueldad, qué regodeo en la miseria ajena me impide acceder tranquila y abiertamente a algo que me saque de esta terrible infelicidad? Y por otro lado: ¿es cierta la prohibición? A ver, si me llevan presa y voy ante el juez y le detallo cómo es la quimioterapia; si le describo con precisión lo que se siente, ¿me va a mandar a que le vomite el calabozo? ¿Me va a mandar a hacer una recuperación para adictos, por aliviar el cuerpo agredido desde adentro por el cáncer y desde afuera por sus re-medios?

Es un saber común que la marihuana da hambre y calma las náuseas. Que alegra y calma la angustia. Todo eso junto me parece mágico y no es momento para preocuparme por las leyes pero no tengo marihuana, así que tomo una droga de farmacia, una pastillita rosada presente en casi cualquier cartera de Buenos Aires y me calmo. Un poco.

Tengo registro de invasión. La quimioterapia es extraña al cuerpo, me siento intoxicada. Sontag dice que una de las metáforas del cáncer es "la anonadación y el aniquilamiento de la conciencia". "Un cáncer —escribe— hace que unas células sin inteligencia se multipliquen hasta que nos sustituya un no-Yo." Entiendo esta metáfora que Sontag discute. Casi puedo verla. Tengo registro sensible de la entrada en sangre de las drogas que destruyen ese no-Yo, las drogas que yo elijo dejarme inyectar.

Nadie me avisó que me dolería todo pero ahora veo con atención la información del Taxol (el paclitaxel) y lo dicen sin vueltas: "En general, los efectos secundarios del Taxol incluyen la reducción de glóbulos rojos y blancos. Otros efectos comunes son la pérdida del cabello, náuseas, vómitos, dolor de articulaciones y de músculos, entumecimiento de las extremidades, diarrea". Esto si a uno le va bien. Puede ser peor: "Pueden ocurrir casos de hipersensibilidad, demostrados por deficiencias respiratorias, baja de la presión sanguínea y sarpullidos". Para prevenir estas cosas se aconseja dar algunos medicamentos antes de inyectar el Taxol. Que no me aniquilen para salvarme. De eso se ha ocupado el doctor.

No es joda, la quimioterapia es la guerra. Dice Sontag que las primeras drogas que se usaron eran del tipo del gas mostaza. Que lo descubrieron por casualidad, cuando a fines de la Segunda Guerra un barco estadounidense cargado de esa arma biológica estalló en Nápoles. Los marineros murieron por baja de leucocitos y de plaquetas, es decir, por envenenamiento de la médula ósea.

La quimio es veneno.

La American Cancer Society lo cuenta así: "El primer químico anticancerígeno fue desarrollado por el ejército estadounidense durante una investigación que buscaba agentes más efectivos que el gas mostaza que se había usado en la Primera Guerra Mundial. Se llamó 'mostaza nitrogenada' y demostró una efectividad considerable contra el cáncer de nódulos linfáticos llamado 'linfoma'. Este agente sirvió como modelo para una larga serie de agentes similares, pero más efectivos —los agentes alquilantes— que matan las células que proliferan rápidamente dañando su ADN".

La página web de Taxol explica: "El propósito de la quimioterapia es matar las células cancerígenas o impedir su crecimiento. Todas las células, las sanas y las can- cerígenas, pasan por varias etapas de crecimiento. En una de ellas, se empiezan a dividir. Taxol puede parar esa división y eventualmente las células mueren. Las células normales también pueden ser afectadas por Taxol".

No todo el mundo coincide en que la quimioterapia es la solución y el cementerio está lleno de pacientes que pasaron por este tratamiento. Lleno de cánceres a los que sólo mató la muerte del cuerpo que integraban. El triunfo del cáncer —si el cáncer fuera algo con intención, capaz de "triunfar"— sería la ocupación total del espacio, la multiplicación al infinito. El Universo se expande, el cáncer sigue ese modelo. Pero el infinito crecimiento no parece posible en este mundo: pienso —la analogía también se expande al infinito— en la hipótesis que explica la desaparición de varias ciudades mayas importantes por colapso, por excesivo crecimiento, por tener un tamaño en el que ya no se podía repartir agua, conseguir comida, organizarse.

¿Murieron, esas ciudades, de cáncer? ¿Habrían sobre- vivido, saludos a Malthus, si un agente externo les hubiera matado el crecimiento feroz?

El cáncer es la proliferación de células imbéciles, incapaces de especializarse. Imbéciles pero atléticas. No pueden ocupar todo —todo es todo— el espacio porque antes ocuparán una parte especializada, no podrán reemplazarla y apagarán el sistema. Off.

La quimioterapia cuida la vida porque contiene el crecimiento y ésa es la radical respuesta de la alopatía que, como se sabe, tiene detractores. Como el médico macrobiótico, que creía que no tenía que hacer quimio, hay muchos. Susan S. Weed, en su libro Breast Health —orientado a las terapias con hierbas naturales—, se basa en una investigación de Steve Austin y Cathy Hitchcock, de 1994. "Austin señala que la mayoría de las mujeres con cáncer de mama no morirán si rehúsan la quimioterapia (pero evitarán peligrosos efectos secundarios), mientras que el 75 por ciento de las mujeres que, estadísticamente, morirían sin quimioterapia, morirán de todos modos en el mismo plazo, no importa qué terapia hayan seguido." ¿El 25 por ciento de las que morirían sin quimio se salvan con quimio? ¿Eso es lo que estás diciendo, Susan? Una minoría: no el 25 por ciento de todas las que tienen cáncer de mama, sino un cuarto de las que se morirían si no hacen nada. Para mí —¿cómo sé en qué grupo estoy?— es suficiente. Si se salva una sola, ésa soy yo, botón de muestra y golondrina en invierno. Adelante con las agujas.

En el limbo de las horas que siguen a la aplicación, el teléfono suena y seguirá sonando. Conmovedoras voces, conmovedoras preocupaciones a las que me esfuerzo en responder. Viene Miriam a aliviarme con reflexología y yo, que soy la más escéptica, me dejo hacer y me hace bien. Pasa mi ex marido, que le queda raro a mi casa. Pasan mis padres. Olga vuelve del trabajo, me acaricia. Como con una varita mágica, me toca la espalda y me la devuelve; me toca los brazos y me los devuelve. Con los dedos aleja la ajenidad. Siento por un rato que ese cuerpo es mi cuerpo, el cuerpo deseante que conozco.

Si tiene que haber una batalla, doy lugar a que se libre: persianas bajas, estufa prendida: dormiré hasta el lunes.

La quimioterapia, en fin, no ha sido más que eso: un par de horas durmiendo en la cama con la aguja puesta, un mareo, un viaje en taxi, mucho sueño y una angustia que un calmante calma. Hay gente a la que le afecta menos, incluso, conozco un tipo que va a trabajar al día siguiente. Pero ese tratamiento es, en mi caso, la medida de la enfermedad: estaré peor, cada vez peor, mientras tenga una cita con Taxol un viernes cada tres. Después no se sabe, pero ésa es la pared de mis expectativas por ahora.

Si entendí bien, se trata de detener la división de las células. Y no todas las células se están dividiendo todo el tiempo, así que se trata de las células que se dividen a cierta velocidad: las del pelo son las más evidentes. Uno más uno, se va a caer a la mierda. Pero no me corto el pelo: apuesto a que resista. Apuesto a esa sospecha infantil, en la que una es superdotada y nadie se tiene que dar cuenta. Soy excepcional; como La Momia —el luchador sordomudo— soy más fuerte que el acero: a mí no se me cae, todos se asombran, el doctor dice que hay uno en un millón. Mi esperanza es un billete de lotería colgado con un broche en el vendaval. Ese pelo largo y ancho, copioso, capaz de enredarse en todas las manijas, es desde hace años una marca de mi identidad. Ha servido para describirme. Si se va, se va, pero yo no lo talo.

Voy adoptando algunos dogmas: no callarme nada (difícil de cumplir), no estar donde no quiero, no forzarme, no justificarme. Sea cierto o no que el cáncer tiene algo que ver con no hacer lo que me da la gana, tengo la oportunidad dorada para hacer lo que quiero —y, sobre todo, no hacer lo que no quiero— sin culpa.

Me lleno de la rara fuerza de la enfermedad, como si estuviera investida de la enfermedad. No me importa el dolor de nadie, menos si no es alguien muy querido, menos menos menos si se supone que quiere hacer algo por mí. No devuelvo llamadas, no voy a tomar café con solícitas ex enfermas que sin duda me quieren hacer bien. No atiendo susceptibilidades. Quiero ser felizmente egoísta. Quiero meterme en el egoísmo como en una camiseta ajustada, de lycra, estirarlo, pasarle un brazo, acomodarme en el egoísmo y por una vez estar sin culpa, por una vez merecerlo todo y hacer- lo todo a mi antojo. Eso es lo único que me hace sentir bien. Cuando no me sale y hago como que no pasa nada y me someto y cumplo, siento odio.

Nado. Agua tibia, muchas piletas. Nado lo mejor que puedo, después del tajo. Nado y nado por placer; en el sanatorio, cuando apareció la doctora de los lentes chiquitos, fue una de las primeras cosas que le dije: quiero nadar. Así que voy y nado en la pileta donde trabaja mi amiga Fernanda.

Después de dos años en los que empujé a todos los de mi andarivel para que fueran más rápido, Fernanda me da el gusto y me pone en un andarivel para mí sola. Estoy del otro lado: me cuesta mover el brazo y no le sigo el ritmo a nadie. El primer día quedo flotando boca abajo, la voz de

Fernanda animándome a dar una brazada, por lo menos cada tanto. Pruebo y el brazo responde. "Hay que despegar ese brazo" dirá cientos de veces la profesoresa. Con exigencia: si aguanta crawl, entonces espalda, si aguanta con piernas, entonces sin piernas. Nado dos, tres veces por semana; a la mañana, a la tarde, ahora no tengo problemas de horarios.

Dijeron que quimio y rayos irían juntos. Todo junto, es un cáncer agresivo, ya escuchaste. Los rayos tienen mejor prensa que la quimio, así que voy con menos miedo pero en el Instituto se encargan de macerar la angustia hasta que fragua.

La cita para ver al médico de los rayos es a las tres.

El tipo tiene que decir cuántas sesiones, adónde tiene que pegar el rayo y, en fin, llenar muchos papeles, éstos son temas de mucha plata. A las cuatro sigo sentada en una sala de espera que desborda, con gente que entra y sale todo el tiempo, como en un colectivo. Espero y veo. Mujeres con pelucas, una chica con pañuelo, señores que se mueven lentamente. Mucha gente enferma. Pasa una señorita de guardapolvo con un carrito en el que lleva café, té y azúcar. Nada que yo, estrictamente natural, pueda tomar. Veo y espero; no quiero estar ahí, me quiero bajar de ese colectivo canceroso. A las cuatro y cinco no puedo más. A las cuatro y diez pregunto cuánto falta y me dicen algo equivalente a "ya va". Lo dicen con corrección, no con cordialidad, ellas también están hartas de tanto enfermo. A las cuatro y cuarto —la amansadora enfurece— hago un escándalo. Grito, entre señores de edad y adolescentes en sillas de ruedas. Grito y ojalá les descalibrara las máquinas. Le digo a un señor que acepte la silla que le ofrecen, porque tiene mucho rato para esperar sentado. Creo que digo alguna vez "carajo" o algo así de disonante, en ese contexto. Estoy segura de que estas chicas de la recepción están hartas de cancerosos prepotentes. A las cuatro y media me sacan de la vista del público presente y me atienden.

El doctor que me revisa no está de acuerdo con las órdenes que traigo: dice que además de la teta derecha hay que irradiar la base del cuello. Por si acaso, claro, pero por si acaso es todo este baile. Estoy a punto de armar el segundo escándalo. El doctor sale a consultar esta novedad y Olga se burla de mi furia. Furia yin, ex pansiva.

Cuando el doctor vuelve le digo que no me voy a dejar quemar el cuello porque sí. Con corrección se lo digo, no con cordialidad. El doctor escribe su indicación y una cartita para el médico que diseñó todo el tratamiento, que es el cirujano que me operó, que es el jefe de patología mamaria de un hospital público. Por suerte, digo, lo de los títulos, porque el cirujano dirá —por fax— que el cuello no y el cuello se salva por ahora.

Serán dos meses de rayos, todos los días a las nueve de la noche. Puede ser que la teta quede dura para siempre, pero aparte de eso no pasa nada, informa el doctor. Y pone cara de "esto no es nada, al lado de todo lo demás". Claro: si te vas a morir, no es nada que te saquen la teta. Si no te sacaron la teta, no es nada de nada que te la dejen como una piedra. ¿O te querés morir?

Aunque los médicos no lo crean, soy un ser con psiquis.
Me duele la psiquis.

Un par de días más tarde empiezo los rayos. La máquina pertenece al Instituto pero está en un hospital que queda cerca de mi casa; puedo ir caminando y ésa es la mejor noticia. En la sala-colectivo, que reproduce la del Instituto pero queda en un subsuelo, hay un par de hombres grandotes, del estilo de los camioneros yankees de las películas; hay un chico con sombrerito de béisbol que mira hacia abajo y parece albino; hay una señora grande, de ojos muy celestes, parecida a mi abuela Teresa, que sonríe y besa a la técnica al salir, uno espera que en cualquier momento reparta torta de miel. Son las nueve, en la sala manda un televisor en el que habrá programas burlones o novelas aggiornadas, depende de quién capture el control remoto. Yo pondré las novelas.

La primera sesión es para marcarme. Me hacen acostar en una camilla, una luz fija un blanco pero no hay ninguna cerbatana hoy. Una mujer me acomoda, mira el papel, me mueve y cuando cree que tiene el lugar exacto, me hace un punto negro con una tinta indeleble, en el pezón. Ese punto —lo miro ahora, sigue ahí— será el anclaje para que en las próximas sesiones los que manejan la máquina sepan dónde apuntar. Para que no se pierdan en la blandura de mi teta derecha.

Al otro día sí, empiezan los rayos. Llego temprano, un par de personas hablan, el chistoso hace chistes estruendosos en la tele. Me llaman por mi apellido. Me indican que pase, que me saque el corpiño, que me deje un pulóver puesto y que espere en un cambiadorcito de uno por uno. Me quedo un rato ahí, sentada en un banquito, mirándome al espejo. Unos minutos después corro la cortina y salgo.

—Tenés que esperar adentro —dice uno de los técnicos.

—Me siento encerrada.

—Pero no podés estar acá, a los otros puede mo- lestarles que los vean.

—Hagan lugares más grandes. No voy a quedarme en un cajón. Todavía no estoy muerta.

Paso, la camilla es dura. Me acuesto mirando el te- cho, desnuda de la cintura hacia arriba. En la práctica, recibir rayos no es muy diferente de hacerse una radio- grafía.

Me acostumbro al lugar: con el tiempo, he seguido los cambios de mi cara en el espejo de ese cambiadorcito. Invertí minutos de espera en reconocerme. Hice muecas. Comparé la forma de la teta operada con la de la otra. He llegado a bailar, en ese metro cuadrado, al ritmo de una FM siempre encendida.

Los rayos son parte de mi vida. Voy antes de comer, voy a ver la novela, voy con mi hermana para no interrumpir una charla. Los técnicos que atienden son siempre los mismos y hacen algo más que ubicar el blanco sobre mi pecho, prender la máquina, esconderse, aparecer de nuevo, hasta mañana. Se acuerdan de mi nombre, mantienen conmigo una conversación en trocitos, de a cinco minutos por noche, y cada vez —con la habilidad que creí sólo tenían los analistas— retoman la charla donde la dejamos, sin olvidarse de los personajes. Me cuentan cosas de ellos. Somos dos personas, con ellos no me siento un carnet ni una moribunda.

En esa sala me queda claro que mi elección es individual. No me voy a integrar, no me voy a subir al colectivo del cáncer. La señora de ojos celestes me presta una revista, de un grupo de autoayuda, y yo me la llevo para no despreciar, pero la devuelvo intacta. No comparto la experiencia, no participo en campañas, no milito por el cáncer de mama. Me mantendré como el chico albino, con la vista en la baldosa o en la pantalla. No quiero amigos del subsuelo de radioterapia. La única enferma soy yo. No tengo nada para dar.

En algún momento se me ocurre la loca idea de que voy a aprovechar el cáncer. De que voy a ser más sabia, más apta para la felicidad cuando esto pase de lo que nunca habría llegado a ser si no hubiera pasado. Ahora, que todavía estoy fuerte, pienso que es benéfico verse obligada a pensar en la muerte. No es sólo angustia, también es liberador sospechar que tal vez — todavía no está probado— no sea inmortal. Es un juego habitual: ¿qué harías si te quedara un año? La respuesta es siempre placer. ¿Qué harías si te quedaran dos? ¿Qué número de años justifican dejar de disfrutar la vida? La civilización occidental se caería abajo si se impusiera la idea de la mortalidad. Si puedo morir, ¿por qué dilatar el disfrute? ¿Para qué acumular sin límite? Muerte y ateísmo dan una concepción de la vida como un tiempo acotado. No creo en nada más que en los gusanos después de la muerte y ahora que sé que voy a morir —que algún día voy a morir— ¿por qué ser buena? La idea de un límite visible para la vida hace necesaria una ética no basada en el miedo. Ni a la muerte como castigo ni al castigo después de la muerte.

Fui, hasta el cáncer, una persona con miedo. Un miedo banal, visible, al otro. A las sorpresas. A las irrupciones. Creo que es mi analista quien pone la palabra "intrusión", que parece exacta. Miedo a los asaltos, miedo a ese tipo que viene caminando con la mano en el bolsillo desde la otra punta de la cuadra, un miedo espantoso a algo que pueda irrumpir cuando estoy sola. Durante años no pude dormir sola en mi casa.

Todos esos miedos volaron de un plumazo con la irrupción, la intrusión real, no imaginaria, de las células malignas. Cuanto más débil esté, más fuerte. Cuanto más enferma, más osada: ¿cómo me va a asustar un raterito si le estoy peleando a la muerte? Ando por la calle con una seguridad desconocida: omnipotencia preciosa para seguir viviendo, para no meterme en la cama a sufrir. No tengo miedo y tengo la rabia a flor de piel. Acaso sea yo la peligrosa.

A esta altura ya está clara mi rutina de los próximos meses: desayuno pomelo y manzana: nada más que frutas hasta el mediodía. Té de yuyos: pruebo con manzanilla, con peperina, con cuanta cosa hay y todos me parecen horribles. El único que me gusta es un tipo de menta que hay en Israel: té de nana. Mi prima Berta tiene algunos saquitos y me los da. La oferta de los bares es invariable: boldo o Cachamay; con suerte, manzanilla (en Palermo encontramos un lugar donde nos prepararon té de ralladura de naranjas). La mayonesa de soja en la que persevera mi mamá hasta tiene gusto. Hay un restaurante recontravegetariano donde puedo comer: hacen un pollo cortadito chiquito que en realidad es algún procesado de soja y bombones de chocolate deliciosos que están hechos con porotos. Silvina, mi compañera de banco en el trabajo, me manda arroces extraños, muy proteicos, de procedencias exóticas. Mi amigo Daniel prepara una cena sofisticada, en la que ha combinado los sabores, los colores, las texturas de manera exquisita. De la entrada a la infusión final —un surtido de tés de hierbas— no hay nada que yo no pueda comer.

La decisión es estar desintoxicada para afrontar los tóxicos salvadores y asesinos. Evitarles —sobre todo a mis riñones y a mi hígado— cualquier esfuerzo purificador: quiero que se concentren en defenderse —defenderme— del Taxol y la doxorrubicina. Pienso eso y pienso lo contrario: ¿acaso no estoy dejando el campo tan limpito que las drogas le darán de lleno? ¿No sería mejor embarrar —engrasar— un poco la cancha, para que lo malo del remedio no esté tan solo con mis pobres órganos desprevenidos? Siento pena por el hígado que no sabía lo que se le venía. Soy animista en esta época.

Dicen que estoy ensimismada. Que mi locuacidad habitual disminuyó. Que como con la cabeza sobre el plato y me levanto apenas termino. Son las primeras semanas de quimio, rayos, dieta, natación, analista, pastillas y menjunjes paraguayos. La banda en su esplendor.

Todos los médicos, los ortodoxos y los alternativos, toda la gente y hasta los tests de las revistas han preguntado por los antecedentes. Llevo más de un mes diciendo que no hay nada. Una prima de mi mamá tuvo cáncer de mama, pero por mucho que yo la quiera no es un parentesco que amerite. No hay cáncer en mi familia, soy la pionera, he repetido en todos los consultorios. Mi hermana dice que me lo dijo pero que yo no lo escuché, así que la revelación viene como un asalto de la memoria: mi padre tuvo una hermana que murió de leucemia a los seis años. Como yo no la conocí, como de eso no se habla, no sé ni el nombre de "la nena". No se me ocurre pensar que tuve una tía con cáncer: una persona que murió mucho antes de que yo naciera nunca fue mi tía. Pero ahí está. Esto no cambia en nada mi tratamiento. No modifica mis expectativas, hasta donde sé en ese momento. Esto me sirve para pensar en algunos silencios.

Capítulo 4

Quince días después de la primera aplicación de quimioterapia —los tiempos de un enfermo de cáncer son aQ y dQ— tengo que ir a la obra social a buscar la nueva dosis. Voy manejando por la avenida 9 de Julio, con la radio prendida y repasando mis deberes: traje el carnet, traje las órdenes, las copias, los bonos, lo que tenía que firmar el doctor, la auditoría, está todo bien hecho... Me pica la cabeza donde empieza la frente. Paso la mano y, ah, vuelve llena de pelo. Ya está. Perdí. Pruebo otra vez, en la nuca. Tiro apenas, como quien toma un escarbadientes, y tengo entre los dedos un mechoncito. Increíblemente, no choco: llevo el coche hasta el estacionamiento que queda enfrente de la obra social y hago mis trámites. Camino dos cuadras hasta la farmacia y recojo mis 4.000 dólares de mierda. Dejo el coche en el garaje: las drogas valen más que ese Renault 11 del 86.

El futuro llegó: experiencia ajena indica que en una semana estaré pelada. Lo creo-no lo creo. Quizá se caiga un poquito. Quizá se caiga esto y nada más. Quizá si hago como dijo el doctor y lo corto corto dure un poco más. Ahora me parece que un día es ganancia. Quizás era el día que hacía falta para que llegara el milagro. O el séptimo de caballería.

Desde esa tarde mi pelo llueve sobre la ropa. Al día siguiente voy a nadar: será una de las últimas veces que precise gorra, que mis compañeras admiren que realmente todo ese pelo quepa en la gorrita elástica, una de las últimas veces —¿en la vida?— que me acaricie la espalda con la melena. Cuando salgo de la pileta y voy a la ducha, se me enredan los rulos en los dedos. "¡Mirá esto!", estiro las manos y le grito a Fernanda. Ella me abre la cortina de un tirón y, con el aire marcial de las profesoras de educación física, ordena soltar el pelo, enjuagarme apenas, salir del agua ya mismo. Le hago caso mecánicamente, me siento una nena. Esto no pasa de mañana.

En la esquina de la peluquería mi compañera y yo lloramos, abrazadas. En esa cuadra, en ese intento de no llegar nunca, compramos zapallo, calzoncillos largos, algo por dos pesos. Pero entramos y explicamos. Es sábado, la peluquería está llena de gente que se prepara para la noche, no es un gran momento para pedir atención. La asistente encargada de lavar los pelos quiere desenredarme. Estira mis rulos en su tobogán de plástico y trata de darme con el peine. Le explico que no, que lo moje pero que no tire porque se le va a quedar en la mano. No entiende. Nunca escuchó hablar de quimioterapia, lo que ella sabe es que si la cabeza va enredada, la peluquera se enoja. Así que agarra algo, será un cepillo, y vuelve a intentar. Salto de la silla, otra vez a los gritos. No me van a dejar pelada a los tirones.

Una capataza polaca llega corriendo: "Señora Patrricia... sí señora Patrricia, venga señora Patrricia"... ordena que me pongan crema y que me enjuaguen. Elige una peluquera para mí. Elige bien.

Daniela es suave, una de esas mujeres de tez blanca y pelo castaño, lacio. Delgada, prolija. Daniela sí sabe de qué estamos hablando, tiene una clienta a la que le pasó lo mismo y ahora tiene el pelo tan bien... Olga está parada detrás de mí, me mira desde el espejo. Ella también se despide de mis rulos.

Con la suavidad de sus dedos largos, la peluquera hace con mi pelo una cola de caballo, ata veinte años de rulos con una gomita y los separa de mí con un tijeretazo instantáneo.

Ya está hecho.

Daniela trabajará un buen rato y, cuando termine, encontraré que está bien. Con el pelo corto parezco otra, parezco una académica de género de universidad estadounidense. Estoy moderna, estoy distinta, esto es algo que no me había animado a hacer nunca. Pero me gusta. Con optimismo pelotudo, no descarto que algo bueno resulte de la enfermedad. Salgo de la peluquería contenta. En una bolsa me llevo la cola.

¿Peluca o no peluca? Aunque ahora disfrute de mi pelo corto esto es algo que hay que decidir, no sea cosa que me vaya a sorprender lo previsible. Mi analista me habla de algunas que se hacen con el propio pelo. Un trabajo tan perfecto que nadie lo nota. Cuestan algo así como la mitad de mi sueldo, pero en estas circunstancias parece una herejía hablar de plata. Si frente a la vida cabe la austeridad, ante la muerte todo el mundo está de acuerdo en que no haya ninguna restricción. Es una enemiga que aúna voluntades. Pero, a decir verdad, me parece una exageración apelar a la muerte y la peluca de pelo natural me resulta un lujo sólo justificado si realmente la necesito para andar por la calle estos meses. Eso es lo que tengo que saber.

Doy vueltas a la idea unos días, pero no: no quiero un simulacro. El dolor del pelo es el de la enfermedad, el de la vulnerabilidad. Es una amputación que me salió barata. Es ver que mi vida tiene —y lo tiene— un punto de inflexión no elegido. Ese dolor no lo mata ninguna peluca discreta.

En el momento de la decisión no lo sé, pero hay una poeta negra estadounidense, Audre Lorde, que ha pensado algo sobre el disimulo de la amputación. A ella le sacaron una teta completa y eso —a diferencia, si todo va bien, de mi pelo— no tiene retorno. Leo su libro, me miro las tetas y aunque parece que a la derecha le han dado un mordisconcito, están ahí, enteras. Duele la teta, pero qué hermosa. No me enojo con ella: a veces la abrazo, la sostengo con una mano y la acaricio con la otra y con el mentón. Pobrecita.

A Audre Lorde le cortaron una teta y quisieron obligarla a usar un disfraz para tranquilizar a los de- más. En su libro The Cancer Journals ella cuenta lo que le pasó cuando fue a que el cirujano le sacara los puntos. Habían pasado diez días desde que tuvo que elegir entre la teta o la vida y lo primero que le dijo la enfermera que la recibió fue "no te pusiste la prótesis". "No", contestó Lorde. Se había probado un suplemento de lana que una voluntaria le alcanzó a su cama. No le resultó cómodo. No creyó que la mastectomía era un problema estético que se resolvía con un recurso estético. La enfermera se enojó: "Nos gustaría que te pusieras algo, por lo menos para venir acá. De otra manera, eso les bajará el ánimo a todas las demás". Lorde no lo podía creer: "Yo estaba acá, en el consultorio de uno de los más importantes cirujanos oncológicos de la ciudad de Nueva York. A todas las mujeres presentes o les habían sacado un pecho o corrían el riesgo de que se los tuvieran que sacar o tenían miedo de que se los tuvieran que sacar. Y a todas las mujeres presentes les hubiera venido bien algo que les recordara que tener un solo pecho no significaba que sus vidas se terminaban ni que fueran menos mujeres, ni que estaban condenadas a usar un placebo para sentirse mejor consigo mismas y con su aspecto".

Lorde se niega a la prótesis porque está tratando de hacer las paces con el nuevo paisaje de su vida, con su nuevo cuerpo, con su dolor, con su fuerza. "La prótesis ofrece —dice Lorde— el consuelo vacío de que 'nadie va a notar la diferencia'. Pero es justamente esa diferencia la que quiero subrayar porque viví lo que viví, y sobreviví, y quiero compartir esta fuerza con otras mujeres. Si vamos a cambiar el silencio que rodea al cáncer de mama por lenguaje y acción contra este azote, entonces el primer paso es que una mujer que tiene una mastectomía sea visible para otra." Esa resistencia fue, para la poeta negra Audre Lorde, una de las maneras de reinstalarse en sí misma. Kilómetros de dolor más atrás, mi vínculo con la pelada es algo parecido.

Mi estrategia de partida ha sido no ocultar, no callar, mi gran objetivo —y no lo cumpliré del todo— es decirlo todo, preguntarlo todo, cavar en mi historia y sacar la bosta constitutiva. Entonces quiero una peluca roja, escandalosa. Que diga que acá está pasando algo. Que avise que ésa soy yo, pero no soy yo.

En los días que siguen exhibo mi pelo corto como una excentricidad. Me dicen que me queda mejor. Me cito con todo el mundo para mostrarles el gran paso, qué bueno abandonar, a los 33, el look hippie de toda la vida. Un look psicobolche que ni los últimos '80 consiguieron derrocar. Me tocan. Me siento linda y me saco fotos. No lo sé en este momento, pero es el comienzo de un cambio. Roto el hechizo del pelo largo, voy a probar formas de vestirme, disfrazarme, jugar con cuerpo y pelo. Pero falta mucho para eso.

Como si el enemigo te pusiera a su altura, como si hubiera ganado varios talles para entrar en la misma categoría que la muerte, espero aliviar mi cabeza de todo aquello que no sea "lo importante". Es momento de pensar "lo importante", ojalá supiera qué es. Como si ignorara este deber, despierto de noche fría en sudor. Como si estuviera segura de que el cáncer se termina con la última quimio, me preocupa el día después: ¿Conseguiré otro trabajo, si pierdo éste, si se sabe que tuve cáncer? ¿Querrá algún otro medio, alguna empresa, a alguien que en cualquier momento puede desaparecer por muchos meses? ¿Estaré condenada, por bocona, a ser buena y agradecer cada mes que me llega el sobre con el sueldo? ¿No sería más lógico que, en mi condición de persona enferma —nunca más seré sana—, cerrara el pico y tratara de pasar inadvertida? ¿Que ocultara lo cara que soy, lo carísima que me puedo poner? ¿Mejor peluca y aquí no ha pasado nada? Terror de poner las tripas en la vidriera, pero lo contrario no es menos amenazador: la hipótesis es que el secreto y el disimulo enloquecen o matan.

"Ahora que vi que es bueno cambiar, pienso dejarme este corte por poco tiempo, no más de una semana", bromeo con un nudo en el estómago y a mi alrededor se ríen con el nudo bien atado.

La ilusión de estos días es que si el pelo cortito es más liviano, se caerá menos. O, en otro plano, que ya hice el sacrificio. Ofrendé el largo, el buen dios —qué interlocutor maravilloso— aceptará mi ofrenda y no pedirá más. No me lavo la cabeza, por si acaso. Pero en dos días la raya al costado se ensancha. Subo el jopo sobre la frente para tapar el rastro de la topadora. El pelo que se desprende del cuero cabelludo se trenza con el que sobrevive y se me va formando una almohadilla. No voy a nadar, para que no se mueva. No puedo parar de tocarlo, aunque cada vez que meto los dedos los saco peludos. Cinco días después del corte me levanto de la cama y es un asco, no da más, voy a desenredarlo. Hace unas semanas que me lavo con champú y crema de enjuague neutros, comprados en la dietética, en la línea de que la sociedad industrial fabrica productos agresivos, así que puede ser que la suavidad del puro aceite natural de lino silvestre perdone la fragilidad del cabello. El día en que me voy a desenredar el pelo no consulto con nadie, me meto en el baño, lo mojo, pongo mucha crema de enjuague y lo toco suavecito. Lo toco apenas; es una caricia y es demasiado. La almohadita se desprende limpiamente y queda un óvalo blanco sobre el costado izquierdo de la cabeza. Unos pelinchos ensuciando el cuero cabelludo y nada más: es una imagen de psiquiátrico, dentro del marco blanco del espejo de casa, con el fondo rosadito de las cerámicas que elegimos hace un año. Me calzo el gorro negro —robado a una amiga de Valu— que tendré puesto casi todo el tiempo durante los próximos meses. Un casquito tejido.

Ese mediodía tengo una cita para almorzar —coli- flor, arroz integral, esas cosas— con varias compañeras de trabajo. Llego con el gorro y, a diferencia del jolgorio del pelo corto, nadie dice nada. Como si toda la vida hubiera usado un gorro que me cubriera toda la cabeza. Como si hubieran estado esperando el momento en que el gorro iba a aparecer y hubieran decidido hacer los comentarios sin mí. Como si no supieran qué decirme. No es una excentricidad: es cáncer.

Hay varias decisiones detrás del gorrito: la de no disimular; la de encontrar alguna belleza dentro del actual estado de cosas; la de no complacer; la de no ser una dama como se debe en cualquier situación; la de pedir prioridad, comprensión, piedad, porque estoy enferma. No es inocente el gorrito en vez de la peluca, pero hay que estar muy cerca y tener muchas agallas para cuestionar estas decisiones. Estas amigas del trabajo, de lo cotidiano, estas compañeras queridas que comentan los manjares vegetarianos que se sirven en ese restaurante, estas personas del escritorio de al lado, habituadas a la ayuda concreta en el momento del apuro, me acompañan sin preguntar.

Salgo del restaurante y paso a buscar a Andrea, que va a venir conmigo a la peluquería. Es una de mis mejores amigas, está conmigo desde hace años, ya vio muchas transformaciones, es una mujer con la que no tengo pudores. Andrea no dudó cuando la llamé y la invité a algo que no será una fiesta. Aceptó y se ve que se preparó, porque llega con cuatro sombreros. Los pruebo, jugamos, me miro en el espejo retrovisor del coche. Con uno de ésos —el marrón— entro a buscar a la peluquera suave. Quiero que me rape. Ella corta un poco, no entiende. Que lo saque todo. Con la máquina. "No se te ocurra pasarte la afeitadora", previene, y procede. En el mismo sillón de algunos días atrás abro los ojos y soy pelada.

Andrea dice que me queda lindo. Yo también me digo eso; tengo un narcisismo a prueba de balas, esto me queda lindo y seguramente se me notará más cuando me saque esta barba pinchuda que la peluquera dejó. Pago, tomo los cuatro sombreros, me rasco la cabeza —seguro lo que pica es la barba— y volvemos al auto. Siento el frío. Damos una vuelta manzana, Andrea dice otra vez que está lindo, será que la pelada le queda bien a mucha gente, pero no estamos acostumbrados. Quiero ir rápido a verme a solas. Cumplida su misión, Andrea se baja en la esquina y yo me apuro. Corro por las escaleras. Me miro de cerca en el espejo del baño: es obvio que preciso una afeitadora.

No me lastimo: suave, paso la maquinita. Queda una sombra. Me meto en la bañadera, abro la canilla de agua caliente (la de abajo), me siento y me mojo la cabeza. Jabón y esponja fuerte, el milímetro de pelo cede. La bocha brilla.

No es lindo.

Mi mamá llega con una bolsa de pelucas prestadas. Pienso que, aunque no la calce todo el tiempo, no viene mal tener una en el ropero, por si un día necesito un bastón. Me las pruebo y me dan risa. Podría usar cualquiera, no es terrible. Con una parezco una oficinista; con la otra, jefa de vendedoras de Avon; con todas, una judía religiosa. No es terrible, pero finalmente nunca me pondré ninguna. Ni un minuto. Saldré a la calle con un gorro; los días de más frío con dos y los de más calor ninguno. Elijo cuándo muestro la pelada. Para extorsionar o para desafiar. En confianza, como una desnudez.

Me saco el gorro como un arma.

Me saco el gorro en el mismo escenario donde unos meses atrás hice el unipersonal cantando, mojándome el pelo y revoleando las trenzas. Repito el número.

Me saco el gorro en una casa de mujeres feministas, para pasar la gorra. "Esta casa se mantiene con la plata de todas, así que llegó la hora", digo, sonriendo, derechita, y me saco el gorro tomándolo bien desde arriba con el brazo izquierdo, el derecho no es capaz de tal destreza. Paso el casquito negro entre la gente. A ver si ponen o no ponen.

Me saco el gorro para dormir y me pongo otro. Es invierno, no hay gorro que alcance.

Todavía estoy fornida y Olga dice que parezco una lesbiana punk alemana. Para reforzar esta hipótesis, me pongo un aro de plata en una sola oreja. No me gusta.

Voy a la casa de mis abuelos para una reunión fa- miliar. Tengo un gorro de chenille rojo, que me dejo puesto. Mi papá me lleva a una pieza y me saca fotos. Sola, con mi mamá, con mi hermana, que tiene el pelo casi tan rojo como el sombrero que luzco. Raro documento: ¿por qué tener imágenes de la decadencia? ¿Para parientes lejanos, en la ilusión imposible de que así, viendo, comparten la cotidianidad? ¿Para ponerle las riendas y montarse sobre el cáncer, al mando? No entiendo los motivos de mis padres, pero yo también quería esas fotos y, apenas reveladas, las escaneo y las mando por correo electrónico a todos mis amigos —los que viven cerca y los que están en otros países— sin ningún aviso. Terrorismo puro, quiero golpearlos. Reviso maníacamente el correo los días que siguen, en busca de reacciones.

Con el mismo gorro y con un sobretodo gris, Olga me saca fotos en el patio. Parezco un amigo de Lenin. No son fotos de un evento en el que estoy yo, que estoy pelada: son fotos mías, pelada. Es eso lo que se fotografía. Me harán muchas fotos a lo largo de la enfermedad, salvo en el peor momento, cuando nadie se atreva. Hoy esas imágenes se exhiben en los estantes de mi casa.

Entro a nadar después de la afeitada. En el vestua- rio me saco el gorrito negro y no me pongo mi gorra gris de natación, que me dejaría igual a todos. No hay nada que guardar en ella y me resulta patético usarla floja. Bajo, tomo mi andarivel exclusivo y arranco como un tren. Parto el agua con la cabeza, con cada poro. Es un frío nuevo. No miro nada para no mirar si me miran, pero cuando salgo y me seco la cabeza con la toalla, pesco el gesto de una profesora a otra. "Tiene unos huevos así", le dice, y no es precisa. No es coraje, es bronca.

Voy pelada: si a alguien le impresiona, a mí ni se imaginan; voy pelada para sorpresa del doctor que no esperaba que el pelo se cayese tan rápido; voy pelada y no me parece lindo. Sansón al revés, la pelada es un escudo.

Unos días antes de la segunda aplicación me toca análisis de sangre. Todavía pienso que soy fortísima y lo que entiendo de los resultados me da la razón: tengo bastantes glóbulos blancos y suficientes glóbulos rojos. Llamo a mi amiga Gabriela, que sigue estudio a estudio el cáncer de Ale, para contarle la novedad. Orgullosa con mis resultados, voy al oncólogo. Sorpresa, otra sorpresa en la misma dirección: el análisis, dice, está bastante mal. No lo que entiendo sino lo que no entiendo: los neutrófilos, un tipo especial de glóbulos blancos, están muy bajos. Y sin la cantidad correcta de neutrófilos no me dan la próxima dosis de quimio. Es peligroso.

Ahí —yo no me di cuenta de que te quería hasta el mismo día en que te perdí— no tengo ninguna duda: quiero la quimioterapia, quiero que me dejen de joder y me den la segunda, la tercera, todas hasta la última que —según un plan que no admite aplazos— será nueve días antes de mi cumpleaños. La odio pero primero la quiero.

"Repitamos el análisis en dos días", ofrece el doctor, que es bueno. Dos días más tarde, es decir un día antes de la fecha prevista para la segunda sesión. Me pinchan el dedo, hay que esperar una hora, Olga y yo salimos a dar vueltas y encontramos el lugar donde hacen té con cáscara de naranja quemada. Es una dietética, así que de paso compramos alimentos orgánicos que prometen ser fuente de energía. Cuando volvemos, el resultado dice que los neutrófilos se recuperaron. Venga mañana.

Contra lo calculado, la segunda quimio no es mejor que la primera. Es cierto que ya sé lo que me espera, pero eso lleva más hondo la angustia, no menos. Ya sé lo que sigue y por eso el miedo me horada el esófago desde unos días antes. El doctor me sugiere que tome el tranquilizante antes de llegar: duermo doblemente dopada durante las dos horas de la aplicación.

En la segunda quimio inauguramos una práctica: viene Alicia a cuidarme a la tarde, viene Estela cuando sale del trabajo. Alicia se muere de aburrimiento, mira la tele, trata de estudiar, me trae agua, se lleva el agua, me trae Reliverán, habla conmigo los poquísimos minutos que estoy despierta. Se queda porque yo la necesito.

Saber popular, empiezan a llegarme cigarrillos de marihuana. Me regala uno Vero. Me manda otro una amiga de una amiga, alguien a quien apenas trato; dice que es de su propio cultivo. Uno de los jefes del trabajo, un tipo con un cargo muy alto, se acerca a mí un día en que estoy de visita y me dice que parece que hace bien, si acaso he probado.

Como si formaran, brazo trabado con brazo, un cordón de seguridad que me mantuviera del lado de la vida, muchas personas me mandan recetas, consejos, regalos. Si en el primer momento los atendí con los pulgares bien clavados en los oídos, ahora —me siento más débil— me conmueve el cassette que me manda una mujer que es casi una desconocida, con una clase de relajación curativa. Lo pongo en el grabador, incluso, una tarde en que estoy sola, cierro los ojos, camino floja por un prado verde, oigo la cascada, me refresco en sus aguas, huelo las flores y duermo sobre una nube, pero no tanto como para no estirarme a poner el lado B y play. Recibo a Miriam, hiervo el arroz como ella dice, corto las algas kombu con su cuchillo para vegetales, tuesto nabo con zanahoria y durante unos segundos hasta me parece rico.

En el Instituto donde hago el tratamiento ya me conocen. Margarita, Gabriela y Gema, responsables de turnos y de papeleos, salen de sus oficinas para darme un beso cuando llego. Llamo por teléfono y me identifican por el nombre. Esa calidez permite pedir la próxima cita, es antídoto para la aprensión que me causa esa casa, esa cuadra, ese barrio que por suerte está lejos del mío.

Después de la segunda quimio —¿o de la tercera?— viajamos de nuevo a la chacra, cerca de San Clemente. Hace un frío espectacular. No tengo pelo en la cabeza, no tengo pelo en los brazos; como una muñeca, no tengo vello púbico. Me pongo una manta debajo del gorro, la cruzo sobre la cara y así, mezcla de colla y asaltante, andamos por el pueblo. Con helada y todo, el viaje me conforta. La salamandra, el rocío, la cría de los chanchitos, hay una vida ahí que hasta ahora me fue lejana. Claudia amasa pizza a gusto de las comensales y prepara pancartas para que sus alumnos piensen asuntos personales que son políticos; desde la pieza viene la guitarra de Mónica, que de a ratos sale y nos hace testear lo que acaba de componer. Nos subimos a la citroneta amarilla y hacemos cinco kilómetros a los saltos por un camino de tierra hasta la heladería. Entramos tiritando —mis dos amigas maestras, Olga y esta asaltante colla— y la dueña nos vende los heladitos y nos regala café y licor casero de chocolate. Cenamos amontonadas alrededor de la estufa de querosén. Me gustan la ropa sencilla y las botas de lluvia para andar por el barro. Es un concepto rudimentario de salud, pero en el campo el cuerpo está presente y eso me hace sentir sana. Volvemos por la ruta 11, planeando cómo hacer para irnos a vivir a una chacra así, tanto aire y cerca del mar. No estoy pensando en morirme.

Me canso, me canso, me canso. Paso cada vez más tiempo en la cama, de repente siento ánimo y me levanto, pero el rayo pasa. Una tarde escucho, desde mi cuarto, a Valentina y a sus amigos que estudian lingüística con un artículo de Saussure. Una de las chicas explica los conceptos y yo creo que lo que dice no está bien del todo. Escucho desde la cama, estoy planchada. Pero el error persiste y ya he armado la explicación: salto y aparezco en la mesa de estudios, un fantasma con un par de calzoncillos largos, gorro de lana y camiseta blanca. Los chicos me siguen ¿aterrados?

Mi casa tiene un patio con un cantero frondoso. Felicidad de los días con sol, el patio es paso obligado hacia el baño. Pero este invierno es más frío que ninguno porque no puedo atravesarlo de noche. Con mi camiseta y mi gorrito de punga, quedo tiritando bajo el marco de la puerta. Como en los tiempos en que se construyó esta casa —tenemos planos de 1906—, Olga pone un baldecito debajo de la cama e instaura para mí el baño portátil nocturno. Es una concesión por la enfermedad: el balde será eliminado con la primavera.

Me miro los brazos lampiños. Me dan pena, pobrecitos, tan niños, tan sin pelo. Los brazos lisos me parecen el colmo de la desprotección. Estar pelada de la cabeza me causa menos espanto que esos brazos de muñeca. Justamente: algo no humano; algo, se puede decir, monstruoso.

Queda poco pelo en las pestañas y empiezan a ralear las cejas, que durarán bastante. Ése será el gran cambio: con cejas y pestañas soy una pelada, una loca pelada, una moderna, una incógnita, una punk alema na. Sin ellas no necesitaré aclarar que estoy enferma. Tendré cara de insecto. Pero todavía falta.

El vello púbico se ha caído enseguida, casi al mismo tiempo que el cabello. Es piel suave, no estoy segura de que sea desagradable tenerla al aire y al tacto, ni el nuevo roce de la piel con el algodón de la bombacha. Es un tironeo del pasado; yo me conozco así y me veo en una suerte de falso déjà vu. Falso, digo, porque ese pasado existió. No hay perversión capaz de confundirme: no soy una nena, tengo cáncer.

Se fueron los tres pelos Cantinflas del bigote, los de las piernas, los de las axilas. No recomiendo el método depilatorio, pero no los extraño. En esas zonas, admiro la tersura sin manchas. Me rozo con las yemas.

A mi alrededor, la pelada resulta atractiva. La nuca, más precisamente. Como la panza de las embarazadas, la nuca de esta pelada es pública y acá y allá le estampan los más sorpresivos besos. ¿Son besos, son miradas, son piropos de deseo o me tocan sin pudor porque mi cuerpo enfermo no es un cuerpo eró- tico? ¿Es morbo lo que los atrae? ¿Por qué así, pelada —no es lindo, no es lindo— tiento a gente que no me había mirado antes? ¿Por qué se atreven a besuquearme la nuca, a acariciarme el cuello y subir por la cabeza como si nada, en público? ¿Es un impulso de vida, como si —vampiros invertidos— me pudieran contagiar salud con los labios en mi cuello?

Soy sensible a los besos y a las manos: la quicio no me envenenó el deseo.

Parecen una radiografía larga, de tan cotidianos parecen inofensivos, parecen el policía bueno, pero los rayos se empiezan a hacer sentir. Mi teta derecha se va bronceando, el pezón rosado toma un envidiable tono marrón y la piel cambia de textura.

Uno de los señores grandotes que entran antes que yo falta unos cuantos días seguidos. No me animo a preguntar por él, no quiero saber nada.

Por esos días, una mujer en la sala de espera —al amparo del conductor de televisión que ocupa nuestro espacio sonoro con sus estupideces— le cuenta a otra que está de vuelta acá, que es su segunda vez. Que tuvo cáncer de mama hace cinco años y ahora, cuando se acababa el lapso de peligro, el cáncer apareció en los huesos. Una sombra en uno de los controles de rutina la manda a la casilla de partida. No me lo cuenta a mí, pero no tengo los reflejos para salir disparada cuando empieza a hablar. Me he tapado los oídos, los ojos, la nariz todo este tiempo para no enterarme de nada como esto y ahora no puedo pararla: ya escuché yo, que estaba dispuesta a fingir que el cáncer era difícil, pero no mortal. Yo que vivo sobre la hipótesis de que es una pelea a un solo round y estoy sin aire al primer minuto. Ya escuché, entonces saco una de las manos que tengo sobre los ojos y espío: se la ve bien, aparenta salud pero tiene cáncer en los huesos. Vuelvo a casa como herida; aunque estoy a cuatro cuadras tomo un taxi porque me azota la idea de la intemperie. Nadie puede decirme cuánta vida compran los dolores de este tratamiento.

Capítulo 5

Lo primero que dolió fue la teta.

Como si alguna justicia colocara el dolor en el lugar justo. Pero no es el cáncer lo que duele, son los rayos. El policía bueno que se desenmascara: un poquito cada día, los rayos han puesto la teta bordó y finalmente la piel, justo debajo de la teta, se abrió y apareció la carne. Viva, claro.

El radiólogo dice que ay y que no vaya un par de semanas. Yo digo por qué no pararon antes, acaso esas últimas dos o tres sesiones que terminaron de abrirme la piel acorralaron a mi cáncer, acaso la batalla no se gana si no se termina herida de guerra. Acaso por esa raja salgan humores cancerosos. ¿O te querés morir?

La quimio busca infiltrados; los rayos, malos vecinos. O en idioma médico: "La finalidad principal de la radioterapia complementaria es la disminución de las recidivas locorregionales". Información hallada en Internet dice que, a las dosis correctas, los rayos pueden controlar "la enfermedad residual subclínica" y que la tasa de recidivas disminuye, entonces, al 8 por ciento. Y que es importante en operaciones como la mía, en la que no me sacaron la teta completa. ¿Irradian por algo que ven? Puede ser, pero el caso es exactamente el contrario: irradian porque no pueden verlo todo.

Los rayos son una ventaja de los cancerosos del siglo XX. Quienes creen que es el siglo lo que enferma, encontrarán en el mismo cajón pregunta y respuesta.

Me visto despacio, acomodo la ropa para que no lacere esa carne impúdica. Cuando me la saco —despacio, despacio que duele—, cuando me pongo la malla y me meto a la pileta, la herida despliega su poder. Floto boca abajo y el delicado bamboleo de la teta es tortura. Intento una brazada pero queda claro que acá se acabó mi carrera deportiva. Fernanda sugiere que me quede quietita y que me consuele en una esquina, en ese líquido amniótico. No tengo paciencia.

Salgo, me pongo mi bata verde, vuelvo a casa. Olga prepara un té de manzanillas —un desinflamatorio, dicen— y me hace compresas. La teta arde, la carne está enfebrecida y en segundos entibia ese té helado. A la noche viene Fernanda. Trae vendas y cremas. Una verde —natural, natural— que se pone dura y se cuartea. Todas frías. Fernanda hace un vendaje prolijo que inmoviliza la teta. Me quedo acostada boca arriba. Por primera vez, estoy noqueada en la cama. No es que en la cama esté mejor, como viene pasando hasta ahora, es que no me puedo mover.

Al día siguiente salimos con pasitos cortos; tratando de no mover el torso bajo la escalera; llegamos a un negocio y compramos un corpiño deportivo. Es como un top, que ayuda a que la venda no se afloje. Pasamos el fin de semana sin levantarnos del sillón, mirando películas fáciles en el cable. Una es de un locutor de radio que pone música muy moderna y es muy transgresor, gime, hace como que coge en la radio, los directivos de la estación usan trajes grises y lo odian, alguna vez me parece que lo echan de indignación o de pura envidia porque el otro es libre de verdad, pero el tipo tiene mucha audiencia, es the real thing y su público lo impone. Sí, el público, que será muy señor de traje gris en la oficina y rebaño de su pastor en la iglesia, pero cuando prende la radio se libera a través de la libertad del libre. El locutor termina transgresor pero exitoso, los rulos pintados de amarillo subiendo treinta centímetros arriba de la frente, la camisa de colores y el contrato millonario. El talentoso vence al burócrata con sus propias armas, las del dinero. El mundo sigue ordenado y hay justicia, es una tranquilidad. En una semana la herida cierra y estoy lista para entrar a rayos otra vez.

Busco en el placard el pantalón de jean rojo. Hace mucho que no me lo puedo poner y ahora sospecho que me entra. El pantalón rojo, una remerita chica, todo me queda bien, volver a los 17. Me miro al espejo y me gusta estar flaca. De frente, de perfil, no tengo panza. Sigo con las manos los contornos de la cintura, muevo la cadera: cuando me crezca el pelo voy a ser una diosa. Voy a un negocio de chicas —no de señoras— en el shopping. Me compro un jean Oxford con botones que me quedará cada vez más cómodo.

Ya empezó la primavera, no tengo que usar la pila de pulóveres que me hacen parecer una tortuga, con mi cabeza chiquita. Desde el diario me preguntan si quiero hacer una nota para una serie especial y digo que sí, quiero estar. Necesito archivo, así que no la hago en mi casa sino que voy a mi lugar de trabajo. Hace calor en la redacción pero me da pudor mostrar la pelada; como si fuera una agresión no hacer el gesto de tapar lo que se ve, me da pudor exhibir la enfermedad. Y no es lindo. Roxana, en la computadora de al lado, me dice que me ponga cómoda y le hago caso. Mi escritorio está en el centro geográfico de la redacción, desde todas partes se debe ver cómo pega en la bocha la luz blanca de los tubos. Unas semanas más tarde Roxana me regala dos pañuelos para la cabeza. Triángulos de tela de colores. Salgo a la calle como Leonardo Favio.

El calorcito me llega justo: tengo la piel muy blanca y me salieron pecas; entiendo, en el propio cuerpo, que aquel chico de gorrito de béisbol que vi los primeros días en la sala de espera de radioterapia no era albino. Su cara está metida en mi espejo: no me queda un pelo en cejas ni pestañas. Ésta, la de la cara, es la verdadera pelada enferma. Desnudos, los ojos —la mirada también— son otros. No hay manera de encon trarle el juego a esta cara lisa.

Hasta la quimioterapia puede volverse rutina, sin embargo no quiero ir, no quiero ir, no quiero ir. "Bueno, no vamos", me miente Olga el jueves a la noche y el viernes a la mañana, mientras nos preparamos para salir.

Voy a incendiar el lugar donde me inyectaron, apenas termine.

La quinta aplicación me da ansiedad. Ya está, casi está. Los glóbulos blancos andan más o menos, pero no me enfermo y los análisis dos días antes dicen que sí, que lo puedo hacer. Difícil convencerme a mí de otra cosa, cuento los días para terminar y hacer los es- tudios. La opacidad de mi cuerpo es una trinchera para el cáncer. Si esto es una guerra, estoy peleando a ciegas y me van cagando a trompadas. Pero al otro —el rebelde, el malo, el reprimido, el descontrolado, el demonio dentro de mí, el demonio que soy— ¿cómo le está yendo? Digo: ¿Lobo está?

Se ha ido ritualizando lo de la quimio. Preparo cada viernes en que tengo aplicación como un acontecimiento. No una fiesta sino un día en el que nada debe ser negado. El jueves a la tarde paseo por el supermercado con el carrito. Me tomo mucho tiempo para elegir cada cosa. Compro jamón crudo, salmón ahumado en fetas para mí, vinos, pancs. Compro carne para que Estela cocine mientras pasan las peores horas.

La mañana de la aplicación soy como una nena que le tiene miedo a la vacuna y sabe que no puede salir de la fila que termina en la enfermera; como un grande que entra a sacarse una muela que no le duele. Voy al remedio como imagino se debe ir a la silla eléctrica.

Desayuno con un Lexotanil que me voltea mientras la droga se me mete por la vena. Amarra química que me tiene en la camilla, aleja la tentación de pegarle el tirón a la aguja y disparar. Sin embargo en el Instituto no pasa nada: no duele, la gente es cariñosa, ni siquiera aparece ahí el malestar. Es pura angustia, como si en ese cuartito de la cura se condensara la enfermedad. Todo el cáncer, toda la invasión, toda la mutilación y la muerte; todo lo siniestro que resulta que lo otro esté en mí: yo misma vuelta otra en mi contra.

Volvemos en el taxi hacia el mediodía, nunca falta Alicia; Olga se va a trabajar. Yo estoy en pijama, con mi gorrito de dormir y no quiero hablar por teléfono. Alicia hace mate, lo trae a la cama y yo al principio algo tomo. Al principio siempre parece que esta vez no va a ser nada, siempre celebro lo bien que me siento, el miedo parece haber sido lo peor, el fantasma más malo que el malo. Hasta rompo la dieta y como milanesas.

A esa hora pasan mis padres; yo pongo mi mejor cara, ellos ponen su mejor cara y hacemos como que no pasa nada. No vas a darles ese dolor a tus padres, no vas a hacerlos sufrir, no vas a tener cáncer, no vas a estar escuálida, no vas a parecer la hermana de ET y encima tener náuseas, encima tener una angustia como una mecha de widia. No vas a hacerles eso, entonces charlás desde la cama despreocupada, como si los recibieras en el lobby del hotel, como si estuvieras de visita, como si fueras visitante de este cáncer. Y hacés como que te creés que se la creyeron, como que no imaginás sus caras de la puerta para allá.

A la tarde vomito, fumo marihuana, me caigo en redondo en la cama. Fabrico un limbo que amortigua ese malestar impreciso. Alicia ronda, atiende los llamados, estudia, mira televisión y en algún momento llega Estela. A veces no la escucho entrar, la descubro por el ruido del cuchillo contra la tabla de picar, en la cocina.

Según viene la noche tocan el timbre de casa las amigas. Fernanda, Vero, Susan, Vivi. Terminan de trabajar y vienen a la vigilia. Pasan un rato en casa, salen a sus clases, alguna va al cine, vuelven: acampan. Si no tener hijos es un factor de riesgo a la hora de las estadísticas del cáncer, me resulta un alivio cuando la enfermedad salió de las tablas de cálculos. Nadie depende mí, nadie me pide —como a una mujer que vi esperando su turno para ser irradiada— que le cuente un cuento, nadie llora para que le haga algo de comer porque tiene hambre mientras sube la náusea. A mis anchas me concentro en mí y tengo que contarme unos cuantos cuentos.

Alrededor hay muchas personas dispuestas a cuidarme. Un rato después de una de las aplicaciones, Olga coordina una actividad pública y se va; la comunidad se ocupa de mí. Por todas partes hay carteras, agendas, abrigos. Los libros anarquistas que usa Susan para enseñarle inglés al personal del Bank Boston. Las calzas que llevó Vero a expresión corporal. La reunión es en el comedor. No participo del banquete, pero cada vez que me despierto las escucho conversar y reír. En pijama, de a ratos voy adonde están ellas. Me siento en el piso, alrededor de la mesita ratona, unos minutos. Tomo el helado que trae Fernanda directamente del tacho, mi porción es la más grande. Me acuesto sobre el parquet. No aguanto mucho, enseguida me meto en la cama. Me levanto a la carrera para llegar al inodoro: no quiero vomitar mi cuarto.

A partir de la tercera aplicación no me alcanzan las gotitas del antiemético de venta libre. Hay uno más potente que se usa para la quimioterapia: es el mismo que me inyectan en la aplicación, antes o después de la droga que me hace vomitar. Solidaridad de cancerosos, el hermano de una amiga de mis padres me manda una buena provisión de ese remedio carísimo, que a él le dan gratis en los Estados Unidos. La pastillita contiene el lanzado; queda en el cuerpo una contracción, como el rastro de una náusea. Queda la duda: si la ilusión es el barrido interior, ¿el antiemético no será contraproducente? ¿No sería mejor vomitarlo todo?

Miro los números brillantes del radiorreloj a la una, a las dos, a las tres de la mañana. Las chicas siguen ahí. Me abriga el ruido de esas carcajadas en mi casa.

El sábado estoy más animada, me siento a la mesa —no durante toda la comida Campanelli pero por lo menos al comienzo—, duermo una larga siesta, descanso el cansancio del dolor. Registro el cuerpo, ese extraño enrarecimiento de las articulaciones. La sequedad de la piel.

El domingo sigo en la cama, ya estoy de nuevo en mi dieta, en mis brebajes paraguayos, en los suflés de ca- labaza con nada en los que se esmera mi mamá, en mis arroces que limpiarán —para eso son integrales— las he- ces del remedio que limpiará las de mis células. Este do- mingo, después de la quinta aplicación, quiero café. Olga —que siempre me facilita la dieta naturista y me dificulta los desvíos— aprueba: sospecho que ella tampoco es creyente, en el fondo. Tavi, el hermano de Olga, me trae una taza grande con verdadero café instantáneo, con verdadera leche de vaca pasteurizada, envasada y larga vida, con azúcar refinada, blanca de verdad. Para mí ése será el gusto de la salud. Tomo la taza con las dos manos, como un cuenco ceremonial. Adoro esa porquería.

La quimio me duele enseguida, pero trabaja lento. A los diez días soy toda suya.

Poco después de la quinta aplicación tienen que operar a Olga. Mal año, hay que internarla y hacer tres intervenciones en una. Su doctor es un viejo sabio, en la pared exhibe seis o siete generaciones de directores de hospital con su apellido. "Dos días", jura el médico, lo mismo que me había dicho la doctora de los lentes chiquitos. Y, otra vez, allá vamos.

Me como los dedos las tres horas de la operación.

Como si fuera inevitable la simetría, espero que salga el hombre, que me llame, que me diga que encontró algo malo, en fin.

A las tres horas el hombre sale, me llama, me dice que está todo bien. Que ya la llevan a la habitación. Que mandó a analizar lo que sacó, pero que no pasa nada. Es un hospital fino, con monjas y un largo sillón de cuero para los acompañantes. Cuando Olga llega a su cama, estoy agotada. Tengo hambre y en este lugar no hay nada lo suficientemente puro como para mi dieta. Pero finjo. Llevo meses siendo atendida, mima da. En devolución me quedo, aunque no sé cómo hago para estar parada y cada vez que Olga me pide que la lleve al baño espero que muera y me deje dormir tranquila.

Al día siguiente me escapo un rato del hospital y voy a descansar a lo de una amiga. Me empujo a la calle, busco un pijama para Olga, vuelvo, ahora me toca a mí seguirla con el suero.

Otra vez, salimos de ronda por los pasillos. Del bracete, ella que casi no puede poner un pie delante del otro; yo flaca, pelada, sin cejas, con un pantalón bahiano a rayas, una remera sin mangas que dice "Olodum", un pañuelo turquesa en la cabeza. En sentido contrario, por el mismo pasillo, avanza otro espectáculo: un cura de blanco, con el brazo derecho levantado y en la mano una vela eléctrica prendida, un hilito de luz naranja dentro de un globulito de vidrio. El cura agita su vela moderna a izquierda y derecha; dos monjas, un paso detrás de él, llenan esos pasillos asépticos de incienso.

Las enfermeras del hospital fino se desviven por sus pacientes y no tienen la menor compasión por el resto del mundo. Así que la primera mañana, a las ocho, sacuden la frazada conmigo adentro y me veo obligada a bajar a tomar mi té —Cachamay o boldo— con los sanos, al subsuelo.

Lo de "dos días", claro, no funciona: nos quedaremos en ese hospital una semana. El cuarto día tengo fiebre. Es obvio que alguien que está débil no debería quedarse en el lugar donde va todo el mundo a tirar sus pestes, pero yo no creo poder estar en ningún otro lugar así que tomo una aspirina y sigo fingiendo. Nadie me ha dicho que nueve, diez días después de la quimioterapia es alarmante tener fiebre. Que puede ser una señal de la neutropenia, una caída empinada de cierto tipo de glóbulos blancos. Nadie me ha dicho que eso pone en riesgo mi vida y yo quiero estar con Olga, entonces trago aspirina, aspirina, aspirina, y sin el menor control sobre mis defensas me paseo por un hospital.

En la mañana del quinto día tengo llagas en la boca. Isabel, una amiga de Olga, me recomienda un remedio para eso, me mira, sale y lo compra. Alivia, pero las llagas avanzan hora a hora. A la noche no puedo tragar ni siquiera la tarta de calabaza que conseguí a la vuelta.

Finjo, pero ya no convenzo: la enfermera cruel hace un par de días ha dejado de echarme de la cama.

Cuando volvemos a casa somos dos convalecientes. Valentina hace un puré de espinacas, me lo trae a mi cuarto; no, cada pedacito verde es una brasa sobre mi lengua. El plato pasa otra vez por la procesadora y vuelve a mí hecho una crema: todavía no. Comer duele.

Valentina es perseverante así que va y vuelve un par de veces más y al final puedo pasar ese jugo de espinacas. Como la dieta naturista me había alejado del placer de comer —

contra lo que dijera el librito hare krishna que compré en el colectivo—, no lo extraño. No como casi nada. El vaquero Oxford me va a quedar bárbaro.

El oncólogo me revisa y no se sorprende. Para él son cosas de todos los días mi piel amarillenta, mis ojos apagados, las pecas que me han salido en todo el cuerpo, mi cara lisa de insecto. Esto tampoco —¿lobo está?— es el cáncer, las llagas se irán apenas la quimio vaya siendo eliminada del cuerpo; me voy a sentir mejor cuando expulse eso que ejerce sobre mí una acción tan benéfica. De alguna manera, la familiaridad del doctor con el cáncer le quita dramatismo al dolor. Suelto, como si fuera la cosa más obvia del mundo —y debe serlo—, el doctor con pinta de oso anota la receta que me aliviará la boca: un frasco de mylanta, uno de xylocaína y otro de benadryl, todo en una botella de un litro de agua mineral, batir bien y servir a temperatura ambiente. Buches y tragar, buches y tragar. Que lo haga, dice, todas las veces que quiera. Rara bebida, para servir acompañando el mijo y las empanadas rellenas de soja. Saldré a la calle con una botellita de medio litro con esa mezcla de drogas en la mano, como una mamadera.

Comer sí, el doctor dice que es necesario. Recomienda un alimento de astronautas que se vende en farmacias, pero tengo mis propias ideas: vuelvo a casa con un kilo y medio de chocolate, sambayón, dulce de leche. Las llagas apenas me dejan abrir la boca para hablar, pero voy contenta las dos cuadras desde la heladería. La noche es cálida y voy como salticando, llevando la bolsa como la chica de Dánica Dorada. Olga y los chicos están en el patio; preparo potes para todos: les voy a convidar mi alimento, que por fin es algo rico para compartir. Raspa, eso tampoco puedo.

Me miro desde afuera. Cumplo con todo, me hago los análisis a tiempo, hago los trámites para que el día fijado no falte en la farmacia el Taxol, espero con paciencia al auditor que firma mi orden, me siento una vez por mes con el médico del trabajo, me cambio el sombrero por el pañuelo, me vendo la teta. Las cosas van pasando de a una, las voy incorporando una por una a mi vida así que nunca siento el peso de estar, todo junto, pelada, débil, exhausta, con la boca destrozada, con la teta herida. Lo más difícil es concentrarme y no verme en la pantalla; entrar en la primera persona y no seguir el guión de la cancerosa.

Definitivamente, no volveré a nadar: tengo la pila cada vez más corta. Pero no me aburro: mi energía hace un pico en algún momento, me levanto, casi siempre salgo, me encuentro con alguna amiga. Con Gabriela, por ejemplo, que me cuenta que Ale está mucho mejor, que parece que nunca fue tan grave su cáncer, que la biopsia podría estar equivocada y están mandando a hacer otra prueba a un laboratorio top de los Estados Unidos. Gabriela destroza medialunas con sus dedos flacos, se va comiendo las migas —yo no, yo nada— durante el relato. De cáncer de cerebro terrible a casi nada, parece, te das cuenta. Y yo, que no pedí la contraprueba y creí en mis doctores ¿estaré haciendo poco por mi salud? ¿Estaré arriesgando mi vida por no hacer más consultas, por no escalar la cima del mundo para atenderme en un sanatorio celeste? ¿Estaré cantando canciones de Elvis por la autopista a la muerte por no vender mi casa para pagar quién sabe qué maravilla de la ciencia o los saberes milenarios, por no buscarlos siquiera, por no peregrinar ni a Nueva York ni a Nueva Delhi, por ir a los médicos de la cartilla?

¿Me condeno por no poner todo a los pies de un curador, por tener, en el fondo —aun con la quimio, aun con las llagas, aun con la pelada y las pecas—, la certeza secreta de la inmortalidad?

Me preguntan por qué estoy tan cansada, si no trabajo.

A fines de octubre me siento una experta del trata- miento para el cáncer y los planes del comienzo me dan risa. Ni Homero, ni el Dante ni Proust ni nada: el cáncer es una ocupación de tiempo completo y para leer necesito una concentración de la que ahora no soy capaz. Como nadar, leer es un ejercicio físico y recuperarme de la cura es mi deporte en esta época. Para lo único que me queda resto es para las novelas aggiornadas de la televisión. No voy al cine ni una vez, no voy a ver ni una sola exposición: esto no es un año sabático. Me comprometo a escribir un par de artículos y, frente a la computadora, me insulto. No quiero hacer ningún esfuerzo para otro.

Mi única obligación es ir a terapia.

Hace un par de meses dejé de menstruar. Es culpa de —o gracias a— la quimioterapia. Supongo que las células se tienen que dividir muy rápido para hacer cada mes un huevo o cigoto. Y eso es algo que Taxol no permite. Los estrógenos son mala cosa para las cancerosas. Esa actividad, ese dinamismo, puede alimentar tumores, así que de paso viene bien tenerlos a raya. Lo que no se sabe es si después de la guerra química el sangrado revivirá o si el ovario habrá sido ultimado. "Cincuenta y cincuenta", dice el doctor. Esas palabras son un portazo en la nariz.

Tengo treinta y tres años, no quiero ser menopáusica. Me gusta cargar una mochila y salir de campamento, no quiero ser una señora mayor tan de repente. No hace cinco años desde que gané una beca para hacer un curso de dos meses en Nueva York. Mi hermana Laura me preparó muy prolijamente la valija y cinco minutos antes de salir desarmé todo y puse mi vestimenta de becaria internacional en mi mochila de caños y lona verde. Con ella en la espalda bajé en Lexington Avenue, con ella y otra valija en la mano anduve por la estación de tren cuando partí hacia Boston. Era la misma con que había trepado a los camiones que me llevaron a dedo por la Patagonia años antes. La misma con la que subí el camino de barro hacia la casa de Constanza, en un morro de Florianópolis. Ésa es mi vida, no quiero cuidarme los huesos por si la osteoporosis.

Pero no es solamente eso, no es algo instrumental la menstruación. Mientras me hace una tomografía, un médico me pregunta por qué quiero menstruar y casi no sé qué decirle. Vivo la menstruación como una experiencia sensual: me gusta esa sangre espesa. Muchas veces, un día antes de menstruar el corazón se apura, estoy agitada, no sé qué me pasa pero todo me resulta adverso o insoportable. Suelo gritar de más, llorar de más, quejarme, golpear puertas. Estoy desasosegada. Me olvido de que son las hormonas y encuentro víctimas y culpables. La sangre al otro día me da sosiego y un poco de vergüenza. No era tan imperfecto el mundo, después de todo.

Hay muchos relojes para contar el paso del tiempo. Me importa uno que mide las posibilidades que tengo y las decisiones que ya no podré tomar entre las miles que me han construido. Lo imagino como un pasillo al que dan muchas puertas. Si te metés por una, se abren otras, pero de muchas no se puede volver. Puerta abierta, abierta está: a medida que pasa el tiempo quedan cada vez menos, la vida está elegida. He vacilado años frente a la puerta de la maternidad. Casi nunca quise tener hijos, casi siempre pensé que tenía tiempo para arrepentirme. Y ahora este señor de guardapolvo blanco me dice que cincuenta y cincuenta. Esa puerta puede haber quedado sellada y no por decisión mía. ¿Cuándo fue —y yo no sabía que era— la última oportunidad? ¿Cuándo pasó —y nadie me dijo nada— el último tren?

Será por eso que me dan una ternura nueva los chicos. Empiezo a llamar a mis amigas con hijos: quiero verlos, me interesa cómo hablan, quiero estrujarlos. Mi primer trabajo fue como maestra jardinera. Andaba siempre con dos o tres nenes de tres años colgando, como naranjas. Uno sobre los hombros, uno en cada brazo. Sentada, con las piernas estiradas, y dos chicos en cada pierna. Una vez, uno de sala de cinco gritaba, pateaba, pegaba. Cuando corría hacia la pared donde estaban expuestos los dibujos de todos, lo levanté del piso en plena carrera y lo encerré en mis brazos. Lo retenía, pero también lo abrazaba. Había algo físico entre ellos y yo y eso es lo que quiero ahora.

Sueño que tengo mellizos. Un nene y una nena. Células que se duplican y crecen rápido, pero que son buenas. Son dos pero están en un grave peligro y yo—¿cincuenta y cincuenta?— solamente puedo salvar a uno. Sueño otra vez que tengo una nena, la tengo bien apretada contra el pecho. El derecho, obvio. Me han dicho que un cáncer crece tan rápido como un feto; tienen idéntico mecanismo la vida y la muerte, el sueño pone la nena en la teta, la vida en el lugar donde ha asomado la muerte. Eso es lo que se está discutiendo: hay un avance de la muerte sobre mí, me tiene de un pie cabeza abajo: si quiero seguir viva tengo que entregarle algo, tengo que darle en sacrificio mi capacidad de hacer más vida, tengo que dejarla que mate varios pájaros con el mismo cáncer. Taxol ejecuta la ceremonia y como no sé perder, como no sé perder ni siquiera para ganar, no se lo agradezco.

Cincuenta y cincuenta.

Digo que la maternidad es un tema pendiente. Lo pego con una chinche en el corcho de la pared y hablamos cuando esto pase. Si nunca quise tener hijos, ahora que casi seguro no puedo quizá quiera. No porque esté buscando trascendencia, ahora que parece que puedo morir algún día. Todo lo contrario: como un compromiso de estar viva muchos años más.

Capítulo 6

Que retuerzan la mariposa y el
resto de suero se ahogue en la bolsita.

Que saquen la aguja de mi brazo
izquierdo. Que me pongan la curita,
que me den el saco. Que despejen el
camino al taxi, que salgan, que me
suelten, que se corran todos del pasillo
de la última vez.

A esta altura mi enfermedad es
la quimioterapia.

La línea del horizonte es definida: 5 de noviembre. Detrás de ella, los barcos se van en picada al vacío y se los comen las tortugas que sostienen el mundo.

No me importa nada después del 5 de noviembre, salvo el 13. Como si fuera mágico, como si la última y salud, sueño con una gran fiesta de renacimiento y ahora me hago como quiero. Así que me quiero como nunca fui y me imagino reina de la noche en esa fiesta; me imagino —después de meses en que me jugaba la vida en el control del cáncer, en el control de los glóbulos blancos, en el control cuerpo a cuerpo del estado de ánimo— descontrolada bailarina, me quiero sorprendida por la mañana, me quiero en mi fiesta excitada de sudor, pegada con otros cuerpos, drogada, borracha y en éxtasis. Quiero ser mala ganadora: le saqué el cuerpo a la muerte y espero refregarle la victoria con pitos y papel picado. Esa fiesta soñada es mi cumpleaños, el 13 de noviembre.

Falta poco para el 5 y estoy apurada. Como cuando, en la secundaria, golpeaba el reloj con el dedo, a ver si terminaba de una vez la clase de Cívica, ando los días en cuenta regresiva.

Ya se acabaron los rayos y esa rutina de sesenta y pico de sesiones se borró de mi vida como si nunca hubiera estado: una botella de vino para cada uno de los técnicos —el que tenía un hijo de cuatro años recuperándose de un tumor, el galán, la señora cálida, de pelo teñido y gesto de autoridad—, qué lindo haberte conocido y espero no cruzarte en ninguna esquina. Termino un martes y no lo extraño el miércoles, no me falta el jueves, no me llevan solos los pasos el viernes a las nueve.

Voy cerrando canastas: como la de rayos, la de la medicación naturista del Paraguay. Prolija, compré la tercera —y última— entrega. Pero han pasado varios meses, tengo llagas, estoy cansada, estoy pelada, tengo mocos en la garganta y el licuado de alcaucil me convence cada vez menos. No decido abandonarla: me olvido una pastilla, salteo un par de gotitas, evito el té de gusto horrible. Dejo muchos días la medicación principal, la de la botella marrón, en la heladera. Un día la abro y huele mal. Esto ha sido todo.

Me queda la última quimio y la dieta naturista —dos canastas más y corto—, que sin duda hizo lo suyo en esto de que mi silueta se haya afinado tanto. La última quimio y ¿de vuelta al mundo de los sanos?

¿Cómo será la comida de regreso? ¿Otra vez carne roja, muy poco cocida, felicidad de la llanura pampeana? ¿Azúcar, ese veneno dulce? ¿Otra vez quién sabe qué de latas capaces de dar la vuelta al mundo como ningún alimento en su sano juicio puede hacerlo, alcanza ver las letras que traen, en griego y en árabe?

¿Volveré corriendo a la perdición oral o habré aprendido a cuidarme? "Quiero ser la de antes, tan mala como antes", decía Audre Lorde. Digo la comida y desde ese punto desenrollo el resto de la vida cotidiana. Si pensara en mi bienestar integral antes que en los dos mangos que me puede dar una nota más, escrita en un par de trasnoches. Si supiera que nadar está primero, que mejor ir caminando, que mejor salir con tiempo, que estuve en el balcón de lo que no tiene remedio y de ahí para adentro nada es tan terrible, si viviera con todo eso como ley natural, seguramente la comida sería más sana y la calma reinaría y las ovejas pastarían con los lobos amén. Ahora quiero que el bife de chorizo chorree, por favor.

Los médicos han dicho que después de la última quimio me va a crecer el pelo. Han dicho que esta uña negra se va a caer porque ya ha muerto, pero muerta la uña viva la uña, una sanita le dará el empujón. Ha dicho, mi oncólogo oso, que voy a engordar —"los que hacen quimio suben demasiado de peso después"—, que me voy a limpiar el cansancio, que cuando por mis venas ande sangre sin Taxol tendré la misma piel y los mismos ojos de antes. Pero antes está la última quimio.

El 1, el 2, el 3, el 4 de noviembre son días insoportables. No aguanto a nadie alrededor, grito, amenazo, lloro. Me hago un colchón de mí misma. El 5 me despierto temprano, me tomo la pastillita rosada que tiñe la vida de su color. No son las 8 de la mañana y suena el timbre: Susan y Vivi vienen con nosotras a la clínica. Hasta ahora siempre fuimos solas, ida y vuelta en taxi, como un acto íntimo. Pero acá están Susan y Vivi, con sus libros en inglés y sus manuales de construcción natural; con sus mochilas llenas, listas para armar el pic- nic al lado de la camilla.

¿De qué tengo miedo esta mañana, la mañana en que todo termina? ¿Por qué me caigo hacia adentro, por qué me acurruco en el taxi, con los ojos cerrados y la barbilla pegada al pecho?

La quimio es el cuco pero a esta altura el cuco tiene la pilcha arrugada y toma mate con nosotros en el patio. La quimio me protege del cáncer, no porque lo cure —aunque lo cure— sino porque ha llenado todo el espacio, ha sido todo el malestar, ha causado todos los daños. Estoy mal, estoy flaca, estoy pelada y lampiña, tengo manchas marrones en la lengua y pecas en la cara, cada tanto se me llena la boca de llagas, estoy agotada. Pero después de todo es la quimio, no es el cáncer.

La quimio me cuida porque patrulla la sangre. Hace destrozos, pone la sirena, saquea la pizzería, pasa en rojo y los autos chocan en las esquinas. Señal de que anda ahí la patrulla. El cáncer —ah, Starsky y Hutch— no pasará. ¿Quién me cuidará cuando se vaya?

La quimio es el dato objetivo del período de excepción. Es con esta última aplicación, este 5 de noviembre, que empiezan a correr los días que faltan para volver a trabajar. Se acaba mi tiranía sobre todos los alrededores, se acaban los privilegios de enferma, se acaba el escudo de la pelada repentina debajo del sombrero, buhh, la pelada-arma para asustar gente sensible.

Hacia el fin del tratamiento tengo miedo de estar enferma. No de morirme, no se me ha hecho pensable mi muerte: de que este episodio vuelva, de tener que empezar lo que estoy terminando. Estoy tan cansada, no podría hacerlo todo otra vez.

Así llegamos, las cuatro, a la casa vieja del tratamiento y el doctor no se sorprende de la multitud; como si todo el mundo trajera tribuna a la quimio, nos hace pasar a la salita de siempre, charla mientras ubica la aguja en la bendita vena izquierda, hace chistes con Susan, que al rato de llegar abre el bolso y saca las bananas de su desayuno.

Yo, nada.

Yo estoy en la cama y duermo, como cada vez. Yo no tengo sentido del humor en la cama de la quimioterapia. Tengo apuro. La enfermera es ortodoxa, cierra la mariposa y pone el goteo lento. El doctor lo acelera.

Me quiero ir, el líquido rojo que no pasa más, abro un ojo: todavía queda; me quiero ir, voy al baño, se acabó la primera bolsita, Susan sigue pelando fruta, Olga lee una revista de poemas. Me quiero ir, sueño, dónde estoy, me quiero ir, me quiero ir, me quiero ir, me quiero ir, uno, dos, tres, se terminó.

Ah. Ah.

A la calle. Al sol de noviembre, mes de nacer.

Cualquier corredor sabe —de chica yo era nadadora— que se regula la fuerza durante la carrera y se la suelta toda al final. Cada carrera es la vida entera, no tiene sentido guardarse nada. Los últimos 25 metros son un despilfarro de energía.

Así, la quimio. Como si hubiera llegado con el aire justo a la última aplicación, salgo y caigo. No festejo la conquista: vomito, duermo, estoy inquieta pero atornillada a la cama.

Alicia trata de consolarme, insiste en que esquive el árbol y vea el bello bosque que se abre detrás, si no aparece el lobo y se come a Caperucita. Olga me mira y no lo dice —lo dirá un año después— pero piensa que me parezco a las mujeres de los campos de exterminio nazis. La cara afilada, los pómulos en punta, las ojeras en las que se hunden los ojos.

Pasa el 5, pasa el 6. El 7 cumple años mi mamá y yo no puedo ir a la fiesta. A eso de las 3 de la tarde vienen mi mamá, mi papá y mi hermana y se sientan en mi cama. Les digo —como siempre— que estoy bien, pero no levanto la cabeza de las almohadas. A la media hora estoy agotada y les pido que se vayan. Por suerte mi hermana tiene llaves y no hace falta que baje un piso por escalera para abrirles.

Quiero dormir, quiero estar sola. En este tobogán de debilidad, en estos días en que necesito asistencia para casi todo, cuando me quedo sola siento alivio. Como si fuera liberada de una amorosa presión de los demás. Sola, quieta, sin aburrir a nadie, sin preocupar, sin alegrar ni entristecer, sin mirada sobre mí. Son ratos cortos.

El 7 estoy en cama pero faltan seis largos días para el 13. No estoy invitando a la gran fiesta, sin embargo. Apenas me sienta un poco mejor voy a llamar a todos y voy a llenar el changuito de vino tinto.

El 10 cumple años Ropi. Viene a casa la familia, hay pastitas de queso y sandwiches, hay música, hay una torta. Yo estoy de pie, aunque asoman unas llagas y pienso que mejor no comer nada, ni la buena comida de la dieta ni la mala del cumpleaños. Los veo pasar como desde detrás de un vidrio empañado.

El 11 creo que hay que hacer la fiesta. El 12 no tengo ningún motivo para salir de la cama hasta que hablo con la veterinaria: hay que operar a Geisha, la collie de la casa, y no puede pasar de mañana. El gran 13 de noviembre, la fecha después de la quimio, el punto en el que los barcos se salvan de irse de cabeza al fondo, justo el 13 hay que operar a Geisha.

Pero el día de mi cumpleaños no me puedo levantar. Olga y Ropi la llevan a la veterinaria, yo me quedo en la cama con mi hermana Laura. Pasan las horas, el anestesista no llegó, hay otra cirugía antes, Ropi se tiene que ir y Olga se queda con la perra en el quirófano.

Ahora sí me siento enferma. Laura me toca la frente, dice que parece que estoy afiebrada. Suena el teléfono y es Olga, que no consigue ningún taxi que la quiera traer con semejante collie desmayada. Voy yo. Se me caen las lágrimas mientras manejo; el cuerpo se disciplina a la orden de andar, pero protesta. Alguien carga a Geisha en el asiento de atrás, los chicos del kiosco de al lado la bajan, Geisha duerme mansa y yo quisiera tirarme a su lado. Pero es 13 de noviembre y a esa altura ya han llegado mis padres y mis abuelos con una torta, bebidas y que los cumplas feliz, así que tomo aire y festejo. Me pruebo los regalos: mi mamá compró un pantaloncito talle 1 precioso, en el que entro por primera vez en años. Me siento en el sillón y dejo que el cumpleaños transcurra: a falta de gran fiesta orgiástica, a la tarde padres y abuelos y a la noche, las chicas de siempre.

Dos horas más tarde mis padres se despiden y Laura me trae el termómetro: 37.5, dice, hay que ir al médico. Así que subimos al auto y partimos, Olga, Laura y yo. Es sábado a la noche, no hay mucho tránsito y al volante me siento recuperada. Estaciono casi en la puerta del centro médico. En la guardia atiende un rubio jovencito que manda hacerme análisis: hay que ver, dice, cómo están los neutrófilos. Subimos al laboratorio. Es de noche, las luces están a medio apagar, las secretarias sonrientes se fueron, el centro médico ha perdido todo brillo y queda en crudo la medicina, en las trastiendas. Tocamos la puerta, sale una bioquímica con un tubo en la mano, me hace entrar, me sienta en un banquito entre mesas y armarios, hace la extracción.

Ah, neutrófilo reaparecido. Cierto es que unos días antes de la última quimio los neutrófilos estaban al límite y que mi doctor oso no estaba convencido de hacer la aplicación. Cierto es que le rogué —porque quería una fiesta el 13— que repitiéramos el análisis un día antes de la aplicación. Y la súplica —la fiesta es un argumento demoledor para los corazones vivos— fue exitosa.

"Neutrófilo" suena raro, pero es algo de lo más común. Dice el Manual Merck: "Los neutrófilos forman el tipo de glóbulos blancos más numeroso. Ayudan a proteger el cuerpo de las infecciosas bacterianas y fúngicas y fagocitan partículas extrañas". Y agrega: "Los neutrófilos representan el principal sistema de defensa celular del cuerpo contra las bacterias y los hongos. También contribuyen a curar las heridas e ingieren cuerpos extraños, como astillas clavadas".

También dice el manual que algunos medicamentos de los que se usan para el tratamiento del cáncer "comprometen la producción de los neutrófilos en la médula ósea". Es eso. El doctor rubio me ve la cara, me ve las llagas hasta la garganta, me ve los 37.5 y busca el golpe de Taxol a la médula.

Hay sillones para esperar, pero estoy muy incómoda. Avanza la noche y quiero acostarme y quiero —todo junto— festejar mi cumpleaños con las amigas. Los análisis tardan, ha pasado una hora y digo que cinco minutos más y me voy. Olga y Laura me miran comprensivas. A los cinco minutos dejo de caminar por los pasillos y me acerco a la recepcionista de la guardia. Me voy. La chica levanta los hombros pero justo justo suena el teléfono y desde el laboratorio le pasan unos números. Que me quede, ya está. El rubio lee el papelito que escribió la chica mientras camina hacia el consultorio, con nosotras detrás. No llego a mil neutrófilos: tengo neutropenia. No tengo defensas contra las infecciones y tengo temperatura. Hay que llamar al oncólogo.

Sábado a la noche, mala suerte. El oncólogo, mi doctor oso, está de viaje. Ha dejado un reemplazo, que me vio una vez esta semana. Un residente colombiano muy meticuloso que habla con el rubio y le dice que me consiga una cama.

—Te vas a quedar internada —informa el rubio, en cuclillas junto a mi sillón.

—Ah, no; es mi cumpleaños —le digo, como si eso aumentara los glóbulos blancos.

Lo digo con total convicción. No me voy a quedar, no voy a cumplir 34 con la enfermera, no me van a poner suero y a dejarme sola el día de la fiesta. El rubio no discute tanta certeza. Propone un trato: me voy, pero si mañana vuelvo a tener fiebre, hago el bolso y voy directamente a internarme.

Mañana no me importa.

El rubio agrega una prescripción: Neupogén, un medicamento que hace subir rápidamente los neutrófilos.

Digo que sí, pero no. No voy a hacer nada que no haya indicado mi doctor. No el residente, el mío. Vuelvo al auto y paso de largo en la farmacia. Olga y Laura discuten conmigo sin ninguna chance. Quiero mi fiesta y quiero mi doctor.

Llegamos a casa como a las 11, las chicas están juntas en alguna parte y esperan el llamado. Contra sus convicciones —cualquier germen de moco ajeno puede complicarme en serio—, Olga les dice que vengan. Han preparado una serenata pero no puedo salir al balcón, así que entran con instrumentos y carteles, cantando por la puerta del cuarto. Me hacen regalos. Conversan, todos sus cigarrillos y todos sus vasos de vino circulan alrededor de mi cama. Afuera —lo sabré más tarde— Alicia y Olga están sentadas con los brazos cruzados diciendo que están locas, que salgan de ahí. La fiesta es lo contrario de la asepsia que requiere el caso, pero es mi respuesta testaruda a la adversidad. No es una respuesta aséptica.

El día siguiente lo paso en la cama, apenas me visto por unos momentos, cuando mis padres traen un flan y Mónica y Claudia vienen a almorzar. Pero no aguanto el almuerzo, mi boca es una sola llaga y vuelvo a la soledad y el silencio del cuarto. Me compran, para que coma algo, unas latas que tienen el concentrado espacial que había sugerido mi doctor. Es bastante rico. Dulce, espeso: con algo menos de media porción me doy por alimentada. Pero se ve que no es momento de comer: así como me cuesta hacer entrar algo de comida, me cuesta retenerla. Voy de la cama al baño.

A las seis de la tarde tengo 37.5 otra vez. Olga no me da opción: hacemos el bolso y vamos a la guardia; esta vez no manejo porque sé que no voy a volver pronto. El doctor de guardia ya es otro pero sabe todo: me estaba esperando. Me revisa: presión, corazón, pulmones, algo que se averigua apretando una pierna con el dedo, quién sabe. Empieza a buscarme una cama. En la clínica misma no, está lleno. En la más cercana tampoco: hay lugar pero no para mi nivel de plan. En otra, un poco menos elegante, veinte cuadras más allá, sí. El doctor pide una silla de ruedas, me tapa las piernas con una frazadita, me pone un barbijo y me manda por el ascensor hasta una ambulancia. Estoy tranquila: podría haber salido caminando, como entré, pero tiene su lógica —o más exactamente, tiene su estética— que uno suba a una ambulancia desde una silla de ruedas y no se acomode en un asiento como si fuera un micro para ir a la costa. Es coherente y, a la vez, es la primera entrega: desde que me siento en la silla estoy internada, soy una parte del hospital, participo de un juego que tiene sus reglas, sus horarios, sus jefes. Un universo cerrado: en él me interno. A esta altura, estar en manos de una institución es un alivio.

No parto por la vía trágica. No me tengo pena. Como las agujas, no me impresionan la silla ni el barbijo ni la ambulancia ni el camillero que me sube. El presente me defiende del miedo. Como los personajes de Paula Pérez Alonso en "El agua sobre el agua", esos estudiantes yugoslavos que empujan su vida cotidiana en una Sarajevo que se les cae sobre la cabeza, yo también he decidido —adapto la cita— "dar vida a una realidad que pueda soportar". Estoy donde estoy a cada segundo, almohadillada de presente. Estoy con silla y todo en una ambulancia, un domingo a la noche, por Barrio Norte. Miro el camino.

Desde la Tierra, Olga pregunta si quiero que les avisemos a mis padres. Quiero. Cuando la ambulancia abre sus puertas en la clínica están Alicia y Estela. Me tocan la mano y paso, directo a una sala con varias camas y muchos aparatos. "Shock room", dice en la puerta y eso no me dice nada, estoy como anestesiada.

Me acuestan en una camilla, un enfermero dice que me va a ir poniendo una vía, que seguro la van a indicar, me conectan a varios de esos aparatos, me dicen que no hable. Enseguida llegan mi mamá y mi papá, entran al shock room; los tengo uno a cada lado tocándome las manos. Me hablan. Me dicen —se dicen— que voy a estar bien. Yo no hablo, porque me dijeron que no hablara, pero —voy a repetir esto hasta que me lo crean— no me siento al borde de la muerte.

Sobre ese punto el acuerdo no es pleno. Mis glóbulos blancos siguen en problemas, hace 24 horas que me mandaron poner el Neupogén y me amotiné, uno de los médicos que me miran, me tocan y me miden dice que las llagas de la boca las tengo hasta el estómago. Me dan una habitación chiquita, con vista a una pared sucia. La doctora de piso hace otra vez todo el examen y pregunta dónde están mis padres. Le digo que hable con Olga y parece que no entiende. Le digo —no me siento al borde de la muerte, soy enérgica— que soy mayor de edad, que no estoy a cargo de mis padres y que tiene que considerar a Olga como mi marido. Su homofobia es mucho mayor que su respeto por la paciente, así que sale y, con sadismo médico, les dice a mis padres que mi vida corre peligro.

Dormimos en el sanatorio. Llevo doce horas internada y una enfermera pregunta si ya me pusieron el Neupogén, al que he dejado de resistirme aunque mi doctor sigue de viaje. No. Nadie ha vuelto a hablar del Neupogén, aunque la indicación sigue en pie. La enfermera averigua y vuelve diciendo que esperan la autorización de la prepaga. Mientras tanto, llega la nutricionista. Es simpática, una chica que debe haber usado dos colitas en la infancia. Empieza muy jovial, preguntando qué comida me gusta, como si la cocina de la clínica estuviera para hacerme gozar. A medida que entiende lo que pasa, la oferta se le achica: lo que me daría porque lo puedo tragar —yogur, flan— no me lo puede dar porque esas cosas pasarían por mi aparato digestivo en caída libre. Las cuentas le dan un solo resultado: puré de zanahorias y gelatina dietética. No discuto.

Viene un hematólogo, que explica algo de la composición de la sangre. En la puerta de mi pieza —lo veré mucho después— pusieron un cartel que indica: "Aislamiento". Las instrucciones son: para entrar, el personal del hospital, potencialmente cargado de pestes, tiene que ponerse un barbijo y un guardapolvo que está colgado en un perchero, dentro de la habitación. Los de afuera pueden venir normales, pero no pueden traer diarios, revistas, cartas ni flores.

De todos modos, no hay peligro de que me contagien nada, por ahora. Sigo teniendo fiebre y di la explícita indicación de que no quiero a nadie en la pieza. Ni una sola visita digo, injusta con las amigas-escudo que pararon el viento a mi alrededor todos estos meses.

A la única que dejo entrar —de hecho, la convoco— es a Paula, mi amiga del trabajo, quizá porque hace años que escribe las noticias sobre salud en el diario. Afuera se debate sobre la frase "riesgo para la vida".

Llega el mediodía, llega mi banquete anaranjado. Trato, soy una persona que siente el día incompleto si no llegan en orden las comidas. No es sólo tragar, casi no puedo abrir la boca. Con tiempo como un cuarto del plato y renuncio. Es bastante: tengo que ir al baño, es decir, bajar de esa cama tan alta y hacer dos metros. Salgo despacio, los pies juntos sobre el banquito que han puesto al lado de mi cama, Olga me da la mano para asegurar mi paso, y dos baldosas después siento que me voy al piso. Olga me ataja, calza su hombro debajo de mi axila y me arrastra hacia la urgencia del inodoro. Sentada, apoyo los brazos sobre las piernas y la cabeza sobre los brazos. La ley de gravedad toda sobre mi cabeza.

Avanza la tarde y no se sabe nada del Neupogén.

Las enfermeras no han tenido noticias de la autorización, ni sí ni no, la prepaga es muda. Olga se comunica con ellos y queda explícito que el que calla, niega. "Es medicación oncológica, no está cubierta en este plan", le dicen quienes ni se molestaron en avisar a tiempo, como para que estuviéramos en condiciones de tomar alguna determinación acerca de mis defensas. Pagar la medicación, por ejemplo. Olga discute —¿no es medicación hematológica?—, el médico auditor percibe que si estas 16 horas de desprotección terminan mal tendrá un problema y autoriza dos ampollas, menos de la mitad de lo que necesito pero suficiente como para empezar. Me las ponen inmediatamente y el próximo análisis será cualitativamente diferente. Del resto de la medicación se hará cargo el sindicato.

Pero los neutrófilos no son el único problema de mi sangre escuálida. También está el hematocrito, que mide la proporción de glóbulos rojos en el volumen total de sangre. En condiciones normales, no tendría que estar por debajo del 37 por ciento y aquí no se acerca a ese valor. Vamos siguiendo el hematocrito en cada análisis porque si se va al piso será necesario hacer una transfusión, pero en el sistema hospitalario, en esas reglas de juego, no está previsto que pacientes y parientes sean más que objetos pasivos. Que entre la enfermera, saque sangre, ponga algo en la vía que se mete en mi vena, me tome la fiebre y se vaya sin soltar pala- bra. Pedimos la información que mi cuerpo proporciona como mendigándola. Al hematólogo. Al médico que manda la prepaga. Al oncólogo de repuesto —el residente— que me viene a ver.

No les gusta a los médicos dar los datos, segura- mente pacientes y parientes hacen malas interpretaciones, seguramente los importunan con preguntas sobre cosas que son obvias, los cuestionan sin saber. Ignoro qué rasgo psicológico hace que, cuando empieza la noche, el residente conteste, como al pasar, que el hematocrito está en quince. Parece demasiado bajo, digo yo. Olga disimula pero sale "a tomar un café" y mientras tanto la llama a Paula, que llama a su amiga, la doctora. Yo estoy tranquila, el tiempo detenido en mi cama. "Quince no es compatible con la vida", manda decir la doctora amiga. Así que debe ser un error, pero el sistema hospitalario es blindado. Olga me sugiere que pidamos una interconsulta. Un clínico de confianza —de confianza de alguien de nuestra con- fianza— que lea, que nos cuente, que opine. No sé si quiero. En realidad yo quiero a mi doctor oso y a ninguno más. Y quiero que me dejen tranquila, porque yo estoy tranquila.

Afuera —yo no escucho nada de esto— Paula ledice a Olga que llame a un médico y deje de consultarme. Que se apure.

Mientras tanto ha llegado mi analista y no sé de qué le hablo, pero no de mi muerte. No tengo ansiedad, no tengo miedo. Es verdad que nunca había estado cerca de la muerte así que pienso —ahora, cuando escribo— que tal vez una sensación posible en ese borde sea esta calma envolvente.

Esa tarde se desocupa una habitación que da a la calle y Olga tramita el cambio. Escucho la propuesta con fastidio: mi lugar es espantoso pero levantarme me parece pésimo plan. Finalmente acepto. La habitación nueva es justo a la vuelta: por primera vez veo el lugar donde llevo un par de días y soy capaz de hacer ese pasillo por mis propios medios. Veo, también, el cartel de "Aislamiento", que todavía no sacaron. La habitación nueva es más grande, tiene una ventana enorme desde la que se ve el café donde los acompañantes tratan de decodificar los mensajes de las esfinges de guardapolvos blancos. La ventana es terapéutica.

Olga vuelve a la noche con un nombre: un clínico de marca, amigo de un amigo psicoanalista. Está bien, que lo llame. El médico escucha y dice que pasará ese mismo día. Llega a eso de las diez. Con su pasaporte de doctor, despliegan la historia ante sus ojos. Entra y dice que el hematocrito jamás estuvo en quince, quién sabe de qué hablaba el residente. Dice algo respecto de los antibióticos que me están dando desde que llegué, me dice que voy a estar bien y que en cánceres como el mío, el nosecuanto por ciento de los casos se cura, que después me manda por fax el artículo donde se prueba eso. Dice —por fin uno que se dio cuenta— que no me voy a morir ahora, que hay que andar con cuidado por unos días y nada más. Dormimos en paz.

A la mañana, Olga sale a caminar y vuelve con una radio portátil. Una Spica nueva sin auriculares, que esa tarde apoyaré en el hombro izquierdo para escucharla bajito, entre sueños. Pongo el programa de Luisa Valmaggia, que pasa suave a través de la tarde. No tengo fuerza ni para prender la televisión. Después viene mi mamá y hace zapping. Mira la pantalla, la veo dura, con la vista al frente, la veo contenida. No es fácil mirarme a mí en silencio y no estoy para grandes charlas. Cuando cae la tarde mi papá viene también. Quisiera hacer algo para parar su sufrimiento, pero no puedo estar mejor, ese sufrimiento disimulado y visible me oprime y entonces me enojo y los empujo a la puerta.

Pasan rápido los días de hospital. Sigo comiendo zanahoria pero las llagas empiezan a aflojar, los neutrófilos se recuperan a su ritmo y ahora el problema es que se ha dañado la vena por donde pasaron el suero, los antibióticos y cuanto fuera necesario desde la noche de la internación. La enfermera intenta cambiar la vía a una vena cercana, pero es demasiado fina y en unas horas esa vena también queda fuera de juego. Como no tengo ganglios en el brazo derecho —es decir, nada que detenga eventuales gérmenes que aparezcan por ahí— no me pueden poner la vía de ese lado. La enfermera encuentra un lugar en el dorso de la mano izquierda y por ahí entra la aguja. La ventaja es que me libero del tuberío: queda la aguja con un canuto en la mano, y la conectan solamente cuando hace falta. En el brazo me quedan moretones que durarán meses.

En eso estamos cuando suena el teléfono y es una llamada desde San Clemente. Claudia dice que la chacra que, por jugar, habíamos ido a conocer a un kilómetro de la suya se alquila. Nada más lejos de nuestros planes hasta un minuto antes, la propuesta no precisa discusión: que sí, que hable con el dueño y averigüe cuánto quiere por seis meses.

Ya no como media porción: limpio el plato y la nutricionista dice que es hora de cambiar de dieta. Los purés se espesan. El viernes, Fernanda, Vero, Susan, Vivi y Olga van a una reunión política y vuelven con un par de cajas de pizza a comentar los entreveros en mi cuarto. Se ve la noche por la ventana, otra vez hay ruido a mi alrededor, estoy contenta.

Ahora quiero tener fiebre. Aprieto fuerte el termómetro y les demuestro a los médicos que todavía me tengo que quedar en el hospital un poco más. Estoy segura acá, pero además estoy cómoda. El desayuno, la radio, los ratos de soledad, la gente por la vereda, mi ansiedad detenida. No me van a sacar del hospital justo cuando me empiezo a sentir bien.

El sábado almuerzo un churrasco: adiós al naturismo y los médicos van pasando a despedirse. Me voy mañana. Esa tarde me sacan la vía de la mano y listo. Ay, otra vez al mundo cruel.

Nadie nos dice nada a la mañana siguiente. Queda el resto hotelero del desayuno, así que como las últimas galletitas de agua mientras me levanto, me ducho y, como los sanos de la Tierra, me pongo mis pantalones y estoy lista. El ingreso al hospital es un operativo, el egreso es solitario: la institución me ha soltado la mano. Cierro sola la puerta de mi pieza y salgo a la calle sin más trámite. Vereda y a casa para los ravioles del domingo. Claudia arregló los términos del alquiler: el miércoles voy a estar firmando el contrato en San Clemente.

Capítulo 7

Hace tres días me levanté de la cama del hospital y hoy salgo temprano, cargo mi mochila verde de caños y me voy a la ruta. A las 9 paso a buscar a Susan, que llena el baúl de plantines para armar su huerta en el campo. Autopista a La Plata, me alejo del cáncer.

Ando con ropa cómoda aunque casi nada me queda apretado. Mis jeans del año pasado sobran por todos lados, bailo dentro del Oxford que me compré hace poco. Llevo un gorrito para que el sol no se ensañe con la pelada.

Quiero luz y que febo asome, ahora que no me apresa ninguna cama. El cielo duda, lo despejo de a ratos con la fuerza de mi deseo. Doblamos por la ruta 36, más provinciana, más verde, más tranquila y más barata que la 2. Susan me enseña dichos populares en inglés y me habla del Estado de Virginia, donde se crió y adonde no pertenece. Un poco la escucho, un poco me concentro en el cielo, no sea cosa que me distraiga y se largue la tormenta. Me da miedo manejar con lluvia si no estoy al ciento por ciento: cada tanto la cabeza se pone rara, como con un ligero mareo.

Hice esta ruta con el brazo recién operado, en junio; la hice de nuevo en medio de la quimio, con frío en la pelada, y ahora que todo terminó, no llego. Pero me gusta ir al volante de mi coche y Susan, esta chica que quiere vivir en comunidad y tiene una huerta orgánica en una terracita de Flores, ¿sabrá manejar en una ruta argentina? ¿Sabrá de malos modales y ley del más fuerte?

A los cien kilómetros me muero por unas papas fritas y paro en un restaurante de la ruta. Me dicen que no hay y vuelvo al coche. Estoy muy cansada. Doy vuelta al auto, me resigno al lugar del acompañante. Mi amiga arranca, manipula la palanca de cambios y sale del estacionamiento con una seguridad que me calma. No lo sé todo de su vida: en el tramo que sigue me contará de cuando trabajaba de chofer, llevando coches de costa a costa, sola a través de los Estados Unidos.

Ese día no llegamos a la playa. Mónica y Claudia nos esperan en la chacra, a cinco kilómetros de las olas y el viento y el frío del mar. San Clemente está apenas a 320 kilómetros de casa pero quedo extenuada. Me tiro en la cama del living, es un cansancio tal que no parece calmarse con una siesta. Susan ha pensado en todo: saca de su bolsa un frasco de mayonesa lleno de té de jengibre con ajo y pomelo. Jura que es energizante y yo tomo la pócima porque la quiero y porque no tengo fuerza para resistir.

El campo, de todos modos, me gusta y me hace bien. Tengo el ritmo lento, como el de las cosas en las chacras. Tengo todo para aprender en este lugar, un empezar de nuevo con atardeceres y tomates que crecen y dunas, metáfora de lo voluble que es el Universo. Voy a reintegrarme al mundo desde acá, tengo tanta suerte que no me sueltan a la vida de siempre de un saque, tengo tanta suerte que puedo mirar el horizonte y pensar cómo voy a hacer mi vida ahora.

A la mañana siguiente caminamos el kilómetro que separa "La marea", la chacra de las chicas, de la nuestra, que se llamará "La dicha", en honor a un juego de palabras que construimos un tiempo atrás. La dicha, por "la felicidad", y la dicha, por "la que se dice", la que no se calla. Es un programa de acción.

Termina noviembre, sobre la huella duerme un potrillito flaco, que no tiene más de un par de días; desde las puntas de los postes ¿nos miran? unas lechuzas de ojos grandes. Me siento en orden, como si esta naturalidad con la que los animales se acomodan en el paisaje me dejara un espacio sin tensión a mí también. No tengo nada que ganar, solamente ubicarme y vivir.

Mi chacra es la última de una zona poblada; enfrente hay un campo infinito, casi siempre transitado por vacas y por toros. La casa tiene dos habitaciones, un living pequeño, con hogar, y un galpón. Los dueños se mudaron, así que está vacía del todo.

Son dos hectáreas, pero viviremos básicamente en el jardín que circunda la casa: una parra, una Santa Rita, una aljaba, una parrilla. En la citroneta amarilla de Claudia vamos a San Clemente y firmamos el contrato: desde el 5 de diciembre hasta el 5 de mayo la chacra será nuestra.

En el camino de vuelta maneja Susan, de punta a punta.

En la Capital es hora de controles finales. Todo de nuevo: mamografía, centellograma, sangre, radiografías del pulmón, ecografías varias. Ahora vamos a ver cómo quedó el partido, completamos todos los rounds sin knock out y ahora se define por puntos. Es obvio que es así pero yo lo niego: ya me declaré ganadora y no acepto más jueces. Así que no les presto demasiada atención a los estudios. Los hago y no pospongo la fecha de partida para esperar los resultados. Quiero terminar y salir. Recién me doy cuenta de algo en la camilla donde espero que me vengan a buscar para hacer la mamografía. Algo como un nudo en el estómago, el recuerdo de otro estudio que empezó distraídamente. En la salita de espera donde quince mujeres están por hacerse un chequeo de rutina, para confirmar lo sanas que son, siento algo de la vieja bronca; soy la más joven y mi pelada es un cartel luminoso: las cosas, ojo, ojo, pueden salir mal. Me exhibo como amenaza. Otra vez tengo los dientes apretados.

Por suerte el 5 llega rápido. En el coche cargamos cajones con cubiertos, platos, frazadas, sillas, colchones, una mesa de plástico, libros, una casa entera. Olga, Valu, un amigo de Valu, nuestro perro Paco y yo nos apretamos entre las cosas. Vamos al campo.

Olga tiene quince días de vacaciones y el calor ya se siente en la costa. Claudia y Moni nos llevan a su casita de la playa, un lugar apartado donde nunca habrá turistas. Voy a la playa con remera, no puedo exponerme al sol en la zona en que fui irradiada. Hacemos —haremos mil— el primer asado. Compramos una heladera grandota, más vieja que yo, y planeamos los relevos para cuando Olga vuelva al trabajo. En unos días vendrá Susan, más tarde otra amiga, Gaby. Vacilo entre la felicidad de estar acompañada y el deseo hondo de estar sola. No es que tenga algo específico para pensar: es volver a entrar en mí, después de la invasión.

La chacra, tan cerca de los barquilleros y de los metegoles, es el pleno campo. Pasa Esther a caballo y nos advierte que hay cuatreros. Dice que puede traer un par de caballos para que se coman el pasto que no lograremos cortar en dos hectáreas.

Aceptamos, claro, y un par de días más tarde aparece con los dos animales y con una heladera vieja, sin puerta, que hay que llenar de agua un par de veces al día. Colgamos la hamaca paraguaya en un lugar desde donde se los ve.

¿Quién se acuerda del subsuelo de los rayos?

Fernanda, porque trabaja cerca, va a buscar la mamografía. Llama a la noche para decir que la tiene y le pido que la abra. No quiere y tiene razón. ¿Qué hace si el estudio es una porquería? ¿Cómo me dice, a trescientos kilómetros, que cancele la recuperación porque voy perdiendo? Imagino las razones mudas de su vacilación, pero yo soy insensible y Fernanda es disciplinada, así que rompe el nailon guardián y lee, en Constitución, el veredicto, mientras yo camino bajo la parra mirando vacas. Todo bien, todo bien, todo bien, todo bien. Listo, todo bien.

Susan insiste en lo de la huerta. Trae palas, una manguera, semillas. Ella y Claudia leen "El horticultor autosuficiente" y aprontan un lugar para la basura orgánica. En una tarde han dado vuelta la tierra y los surcos tienen semillas de tomate, de sandía, de acelga, de albahaca. Hay que regarlas al atardecer; en unas semanas, cuando se vayan todas, ésa será mi única obligación.

El calor del verano se suma a mi calor interior: llevo meses sin menstruar y aparecen síntomas de la menopausia. De los pies a la cara, un soplo de fuego me recorre, me incendia, baja y tengo frío. El doctor dijo que no hay nada que hacer y empiezo a vivir como las señoras mayores: me pongo el saquito, me saco el saquito, me mojo la cara, me pongo el saquito otra vez.

¿Hace calor o soy yo?, pregunto, insoportable, cada vez que la temperatura me llega a las mejillas. Nunca tuve calor; soy una persona sin aire acondicionado, casi sin ventilador, una incondicional del verano. Me gustan las noches húmedas, 25 grados para arriba. Felicidad de las nueve de la noche, cuando salía del diario climatizado y el aire casi mojado me abrazaba el cuerpo. Felicidad de andar en patas en el patio y hasta poner la Pelopincho. No sé nada de sufrir por el calor. Pero aquel, el placentero, era un calor de afuera, el mundo de tal manera que los poros se le abrían y no había que andar en guardia. Éste es un calor de adentro, una fuga por la hormona que falta, una avanzada inconstante pero persistente.

Susan, quién si no, tiene una solución. Ella también vive estos calores —tiene 47 años— y los combate a puro poroto de soja. Ajj. Hervimos medio kilo, los condimentamos con ajo, con perejil, con todo: como remedio son tolerables; como comida, ajj. Nunca supe cuántos kilos había que tragar para que empezara a hacer efecto.

Vuelvo a la Capital para las fiestas. Prefiero San Clemente, su clima pueblerino, el mar feo que la justifica, la estatua del santo que la nombra. En Buenos Aires me tocan bocina, me apuran, me gritan, hasta me abollan el coche. Me gusta pensarme en la extensión de la chacra, tan poca gente por kilómetro cuadrado.

Así que una gota después del brindis del 31, que hacemos con las Madres en Plaza de Mayo, vuelvo corriendo al campo. Amanezco el 1 de enero de 2000 en la tranquera azul. Pasándola apenas, un alambre de púa y el ganado. Olga y yo nos paramos a llamar a las vacas, que nos mirarán —bellas pestañas— durante meses, pero nunca se acercarán. Damos la vuelta manzana completa —dos kilómetros y medio— y nos paramos a admirar los chanchitos mínimos que acaban de nacer, paquetitos rosados que no alcanzan ni para un sándwich. Nos paramos bajo el árbol donde viven todos los loros de América, en propiedad horizontal; compramos huevos caseros que Esther va a buscar al gallinero.

¿Qué tiene que ver todo esto con mi recuperación? ¿Qué tiene que ver el campo, lo primitivo del chancho embarrado y el pollo vivo, la vida y la muerte a la intemperie, el lechoncito, la carroña y el carroñero en picada?

Además de dejarme ser en este contexto, decido hacer algo por mi brazo derecho, que está débil. Me cuesta levantar una pava llena o una botella de Coca grande. En San Clemente me recomiendan a una profesora de yoga. Voy: es un living donde encuentro, otra vez, a Sai Baba y a Jesús. La menor de mis compañeras tiene 70 años y es muchísimo más plástica que yo. Igual me quedo, me tiro en la colchoneta, cierro los ojos, estiro la punta de los dedos, escucho la cascada que cae en el cassette del radiograbador y trato de concentrarme durante la oración. Me gusta el ejercicio, me aleja la ceremonia.

En otra línea, me meto en un galpón que hay en la chacra con la paleta de paddle. Pego, pego, pego, y la pelota va loca de lado a lado. Caliente, el brazo responde. Después, duele.

En unos días llega Gaby, que también trabaja en el diario. Viene a sentarse en una reposera a leer la historia del Rey Arturo y termina aprendiendo a prender fuego y a hacer asado. Termina taladro en mano en mi pieza y jugando conmigo a arreglar sillas y a hacer un mobiliario con cajones de manzana y papeles de colores. Pegamos en la pared un cartón forrado de gris que oficia de espaldar de la cama. Las mesitas de luz —los cajones boca abajo— son de papel metalizado rojo.

Gaby, que estudia Letras Clásicas, que cada semana tiene el pelo de otro color y me habla de la Ilíada en la huerta, es la primera que lo ve. Estamos desayunando afuera, yo ni me doy cuenta de que me está miran- do y ella se me acerca, abre los ojos y lo dice con cautela, como si la palabra pudiera conjurar el milagro: "Tenés pestañas".

Me eyecto al baño: es casi cierto. Es una sombra negra, insinuada, como si me hubiera pasado un delineador apenas. Taxol va en retirada y vuelvo yo misma a mi cara.

El chanchito, el potrillo, la albahaca y yo: brotar. En los días que siguen peregrino al espejo. La línea se va haciendo cepillito: tiene textura, raspa un poco, se pueden mover los pelitos. Mido el progreso con la yema de los dedos. Voy dejando de ser insecto.

Detrás de las pestañas llegan las cejas: barba de dos días, me hacen reír de felicidad. Muy suave, pica el pelo de la cabeza. De ida, la cabeza salpicada por islas oscuras podía ser patética. De vuelta, esta sombra es gloriosa. ¿Serán rulos? Olga está en la Capital. Cuando se lo cuento, llora.

Enero se desliza con sol en la piel y excursiones en grupo a ese mar que algunos días es marrón como el Río de la Plata y otros verde como en las playas caras. Poroto de soja cuando la menopausia se prende y asado noche por medio. Los fines de semana perseguimos a los cazadores de pájaros, que se paran con coches y jaulas en los caminos de las chacras. Claudia se pone frente a ellos con sus dos metros de altura, saca las jaulas-trampa de los postes y cordialmente se las devuelve.

Ecologistas con los pájaros, retrocedemos ante una víbora. En la zona advierten que una obra en el puerto está removiendo la tierra y las víboras se corrieron al campo. El veterinario explica cómo es el dibujo de la piel de las buenas y cómo el de las malas. Me lo explica a mí, que tengo impresa la experiencia de aquello que se veía bueno pero era mortal.

Dice, el médico, que lo que hay en la zona son falsas yararás, que no hay que matarlas. Y Esther, que creció entre esos yuyos, lo invita a meter la mano entre sus dientes, a ver qué buena es la víbora. Estamos en el jardín cuando Paco le ladra a la primera. Es grande, se mueve, es una verdadera serpiente como las de las películas. Las dos posiciones se reeditan: Olga y Susan quieren dejarla ir; Gaby quiere pisarla con sus borceguíes, yo propongo pasarle por encima con el auto. Susan, mientras tanto, la ha metido en una caja y se la lleva. Hasta que la víbora se alza como si la hubieran llamado con una flauta y mira a su captora. Susan suelta la caja y el peligro se contorsiona hasta el campo de enfrente. La segunda, semanas después, la matará mi hermana, la temeraria, de un machetazo limpio, como si tal cosa. La tercera estará dentro del garage y me tocará a mí sacarle la cabeza. Seguramente ninguna era venenosa, pero las partidarias del machete blandimos una excusa: acá nomás a un vecino lo picó una víbora de la cruz — otra serpiente, muy distinta de éstas— y pasó semanas gravísimo en el hospital de Dolores.

Tengo que ver al médico a fines de mes. Salgo otra vez para Buenos Aires —voy por la ruta de memoria— y, sobre la 36, hacemos una parada. Tengo un vaquero y una remera ajustada, no estoy tan flaca como antes, tengo la cabeza como si me hubiera pasado la máquina y ese asomo de pestañas y cejas volvieron mi aspecto a cierta normalidad. Entro a un enorme restaurante de campo —quesos, salamines, frascos de dulce de leche y cuchillos con mango de madera en venta— y enfilo al baño, a la izquierda de un larguísimo mostrador.

—Ése es baño de damas — indica la mujer detrás del mostrador, con la aspereza campesina que ya conozco.

—Sí, gracias.

—Es el baño de damas.

—Sí, ya lo vi.

—Tenés que ir al otro —dice, y ¿qué ves cuando me ves? trato de mirarme desde sus ojos.

Me da risa.

—Yo soy una mujer —aclaro, conteniendo la ten- tación de agarrarme las tetas con las manos y mostrárselas.

—Sí, claro —dice la dama, escéptica, segura de que se ha topado en plena pampa húmeda con un travesti petiso.

Durante un mes más, mientras parezca un hare krishna sin colita, me tratarán de "señor" por todas partes. Con Olga al lado, un almacenero me hará chistes misóginos, "vio cómo son las mujeres, quieren comprar todo, igual uno paga"; en la ferretería — tengo puesto un jardinero— me dirán "muchacho"; las señoras de varios baños públicos me invitarán a ir a la otra puerta. No habrá corpiño que los disuada.

El doctor oso dice que ando bien, pero que es hora de tomar una decisión. Hay una droga —el tamoxifeno— que tiene algún porcentaje de éxito en la prevención del cáncer de mama. Lo que hace el tamoxifeno es bloquear la acción de las hormonas y tiene buen resultado en mujeres mayores de 50 años. "No te garantiza que nunca más tengas cáncer. Hay una posibilidad muy pequeña de que sirva para prevenir una recidiva. Pero peor es nada, yo lo tomaría."

El oncólogo, se sabe, es un gurka que anda facón entre los dientes contra la muerte. Él lo tomaría, claro. No le importa nada el resto. De paso, el tamoxifeno reduce los riesgos de osteoporosis que crecen por la menopausia, aunque no los calores ni la sequedad vaginal. Y, de paso cañazo, aumenta las posibilidades de tener cáncer de útero, que se puede controlar. Me importa, sobre todo, la suspensión de la menstruación. Tamoxifeno y chau. Habría que tomarlo durante cinco años; tengo 34, más cinco 39, el ovario no volverá a funcionar. "¿Vos querés tener hijos?", pregunta-argumenta el médico, ante mi expresión contrariada.

Sabés que no sé.

Justamente el fin de semana pasado, en un largo viaje en auto, hablamos de eso con Olga. ¿Ella me acompaña si quiero adoptar un chico? Dice que sí, que ella tiene dos, que son grandes, que no quiere otro más, pero que me acompaña. Me imagino una nena que se llamaría María Kolesnicov.

Al doctor, claro, eso le da lo mismo porque adoptar no se cruza con tamoxifeno. Le estoy contestando a otra pregunta, ya sé. Le estoy diciendo que menstruar no es para mí un paso para la reproducción. No veo mis ovarios como un instrumento al servicio de la especie. Menstruar —¿a cuántos más se lo tengo que decir?— es una experiencia personal y son una experiencia propia estos calores que me incomodan, estos calores con los que me incomodo a mí misma. ¿Qué carajo importa si quiero o no quiero tener hijos? A nadie se le ocurre preguntar si quiero ser menopáusica. ¿O te querés morir?

Es una decisión difícil. Ahora no estoy menstruando y —50 y 50— no se sabe si el sangrado volverá. Si la menopausia precoz es lo que me detiene, la menopausia acecha de cualquier manera. ¿Voy a rechazar la única prevención que hay, aunque sea chiquita? ¿Voy a dejarle una grieta al enemigo, quién sabe todo de nuevo, por ese 50 por ciento? ¿Me mata —literalmente— la soberbia de quererlo todo, de pretender que esto pase sin marca sobre mí, la avaricia de no querer pagar con ninguna mutilación el embate de la muerte?

Tamoxifeno.

El doctor no trata de convencerme. Me hace una receta y me dice que lo piense. Si decido tomarlo, que lo compre y empiece directamente. Si no, que tire la receta. Y listo.

No estoy tranquila. Mi amigo Daniel me consigue una cita con uno de los grandes nombres de la oncología. La eminencia tiene un oncólogo junior que me hace la historia. Lee los análisis, mira los estudios. Como la curandera paraguaya hace unos meses, yerra:

—¿Vas a hacer quimioterapia?

Yo ya no estoy completamente pelada y estoy bronceada, pero todavía tengo las marcas de la quimio en el cuerpo.

—Levantá los ojos, mirame —le contesto, antipática, al lector de papeles.

La eminencia revisa todo de nuevo. Me revisa a mí. Cree que soy demasiado joven para el tamoxifeno: el medicamento se toma por cinco años y yo tengo —salvo por el cáncer, claro— una expectativa de vida mucho más larga que eso. La protección a la que puedo aspirar es muy poca. La mala noticia me alegra: un punto en contra del tamoxifeno. La eminencia calcula que si no volví a menstruar a los siete meses de terminar la quimio, ya no voy a hacerlo, ovario hundido. Y me previene contra la grasa: que no engorde, que es peligroso.

Mi analista me había hablado de otro médico, un tipo importante de LALCEC. Lo consulto también: también se opone a la droga, en este caso. Da otro argumento: tuve un cáncer hormono-independiente, no ve el beneficio de cortar los estrógenos. El hombre no cree que la grasa sea un problema: "ésa es la escuela norteamericana, es muy discutible", desestima, para bien de los asados y los helados que la Lido de San Clemente me cobra a precio de pueblerina. Lo que no le parece tan bien —me siento como en la fábula del tipo que va con su hijo arriba de un burro— es lo de vivir en el campo. Eso, que yo exhibía como un orgullo —"me fui al campo"— le parece un riesgo para mi brazo. En el campo hay bichos, hay picaduras, hay alambres de púa, hay ramas, hay espinas. Y mi brazo es mi talón de Aquiles. Si se lastima y se hincha, porque no tiene ganglios, cuando baje va a quedar un poco más grande que antes. Y la próxima vez, el nuevo edema se montará sobre un brazo ya hinchado y le agregará volumen. De aquí al resto de mi vida debería tratar de que eso pase la menor cantidad de veces posible. Y en el campo...

Me da un papel impreso con consejos para cuidar el brazo. Indica, por ejemplo, usar un guante de amianto para cocinar. No exactamente hacer fuego para el asado en penumbras, en una parrilla puesta sobre una chapa en el piso. Pero yo lo quiero todo, ya se sabe.

Así que tamoxifeno no, voy sin red. Igual, no tiro la receta.

Ya tengo la cabeza cubierta de pelo, aunque casi al ras. Me gusta tanto que voy a la peluquería para que mi peluquera suave me vea. Un día le voy pedir que imite con su tijera este estadio feliz.

Vuelvo al campo y ya no hay visitas. Olga toma el micro todos los viernes a la medianoche. Llega de madrugada, a veces me despierto temprano y preparo mate para esperarla; a veces estoy dormida cuando llega y ella se saca los zapatos y se va a andar por el espacio enorme que se abre hacia el costado de la chacra. Se queda conmigo hasta los martes a la mañana. Casi todo el resto de los días estoy con Claudia y Mónica; casi todas las noches, sola en mis dos hectáreas, de cara al horizonte que diseñan, en la ruta lejana, los faros de los autos. Un poco de miedo tengo, hay que decirlo. Cuando oscurece entro y cierro con llave. A cada rato los perros ladran mirando a la puerta y yo me asomo de costado a la ventana, a ver si veo. Nunca hay nadie, pero algunas noches me cuesta dormir. Le tengo miedo a un fantasma impreciso, no a un malhechor concreto: lo más codiciable en la región son las vacas.

Lo que me da más miedo, de noche, es volver en el coche y bajar a abrir la tranquera. Como si ése fuera un momento de vulnerabilidad, como si la tranquera fuera una puerta blindada. En realidad, si alguien quisiera asaltarme no tendría necesidad de esperarme ahí, podría pasarla y esconderse entre los árboles o sencillamente valerse de la oscuridad, aprovecharse de que en el campo existe la noche. O podría esperarme en mi cuarto: nunca trabamos la puerta al salir. Lejos de toda lógica, me muero de susto cuando freno, abro la tranquera rápido y entro el coche. Así que una noche la llamo a Olga a Buenos Aires y le pido que me acompañe. Ella me habla hasta que llego, a salvo, a la cocina.

Pusimos palitos para verlos crecer y los mimamos pero, ingratos, los tomates tienen chinches. No es de agricultora orgánica rociarles veneno, así que me recomiendan cenizas y el polvo de algún metal, que disuelvo en agua, y con eso rocío mis vegetales. El cielo es inmenso en las chacras y si hay nubes es bajo, como una tapa que nos contiene. Cada vez tengo menos ganas de vivir en Buenos Aires: ¿por qué tengo que ver colectivos si puedo ver eucaliptos? Hay una lista de razones que responden a la pregunta.

El doctor dijo, la última vez, que es una animalada que juegue a la paleta. Antes del año de la operación tengo que tratar ese brazo con cariño. Pero no dijo nada de andar a caballo. Esther lleva los suyos a trabajar al pueblo, así que le propongo que me alquile uno a mí y no le parece raro. Lo ensilla, me ayuda a subir y me da instrucciones: es la primera vez que monto y esto se mueve. Me pone de instructor a su sobrino de 10 años. El chico anda conmigo al paso, vamos charlando. Es locuaz y está orgulloso de sus dotes: es guitarrista en una peña folklórica en Brandsen. Él anda arriba del caballo concentrado en lo que dice. Yo, en el esfuerzo por no caerme. En eso suena, en mi cintura, el teléfono celular. Lo saco con una mano: éstas son mis habilidades. Alambrado, tranquera, molino, vaca, mujer a caballo con teléfono: soy una imagen publicitaria. No miro si los paisanos se ríen.

Unos días después vuelvo a montar y Esther ya debe considerar que soy experta, porque me invita a arrear las vacas con ella. No me lo puedo perder pero es obvio que ando aterrada arriba de semejante bicho. Mirá si me comí seis sesiones de quimioterapia para matarme bajo las patas de un caballo.

Voy, claro, voy y Dios me ayude cuando la dama deja el camino y se mete en diagonal por el campo, entre los pastos altos, por los lugares donde, sabe, el alambre está caído. Ella grita "ah, ah", para mover a las vacas y yo grito con ella. No quiero ver colectivos.

Una tarde estoy leyendo en el jardín cuando llegan Mónica y Claudia. No me vieron pasar en todo el día y vinieron por si había pasado algo. Me alegra verlas, hacemos mate y charlamos. El cielo se empieza a poner raro, el viento sopla cada vez más fuerte. Andan como locas Geisha y Dora, una perra desdentada que se quedó a vivir con nosotras. Entramos a la casa y, desde la ventana, vemos volar ramas. Las piñas pasan por el aire, delante de nuestros ojos. Detrás de la casa, se parte un árbol. Se corta la luz. El paraíso tiene sus cosas.

En un par de meses soy local en la zona. Como Claudia y Moni son maestras y me ven con ellas, en el pueblo algunos me dicen "profe". Mabel, la señora que tiene un minialmacén en su chacra, dice que quieren hacer una carta al intendente para que haga algo con las víboras, que por lo menos compren suero antiofídico para el hospital de San Clemente. Me ofrezco a redactarla.

A fines de febrero me siento bien. Estoy quemada, estoy fuerte, parece que el pelo se enrula nomás.

Daniel viene por 24 horas y quiere ver el mar, así que me saca de la cama a las cinco de la mañana y estamos todo el día en la playa. Y aguanto.

Una tarde camino los cinco kilómetros al pueblo, por el sendero de tierra que cruza las chacras. Tardo una hora y llego con aire. En Buenos Aires, el médico del diario dice que pongamos una fecha para volver al trabajo. Abril.

¿Será cierto que me espera una vida nueva? ¿O con la Coca Cola y las morcillas vuelven, también, las preocupaciones idiotas que se llevan un día, un día, un día? ¿Cederé a esas angustias ahora que sé que un día y un día es la vida, y un día se acabó? ¿Voy más fuerte al mundo exterior, ahora que sé que tengo fuerza?

¿Voy de vuelta más centrada en mí, más respetuosa de mis deseos? No estoy segura de que la insatisfacción produzca cáncer. No sé si la frustración crece maligna por dentro. No aseguro que la represión haga explotar las células. Lo que sé —no es poco— es que soy mortal.

A principios de marzo el clima refresca en la costa y queremos vacaciones con short y malla. Nuestras amigas mexicanas, Ximena y Rosa, vienen a visitarnos y salimos en un viaje de quince días por la

Mesopotamia. Río Uruguay, palmares, ruta, llegamos a Foz do Iguaçu. En los esteros del Iberá vemos monos, lagartos, arañas inmensas. Manejo muchas horas, nado en las piletas, camino por la selva. Asado y asado en las parrillas del camino. No tengo cara de enferma, no me siento enferma. ¿Ya pasó?

El 6 de abril vuelvo a trabajar.

Capítulo 8

Yo tuve cáncer en vano.
Al pedo.
Inútilmente.

Tuve cáncer y no quería tener
cáncer, no quería haberlo tenido, no
quería aprender nada ni ser más sabia,
gracias. Dos años después me acuerdo

todos los días del cáncer y también lo he olvidado completamente. ¿Era yo la que se escarchaba la cabeza pelada? ¿Mi cara, lampiña y pecosa? ¿Yo, débil y en la cama? Me acuerdo como de un recuerdo ajeno. Como si hubiera nacido ayer, con una memoria de 36 años.

Vuelvo a la redacción con alegría, con algo de susto: hace mucho que no trabajo de periodista y siento los dedos duros. Con gesto de "acá no han pasado diez meses" me acomodo en mi escritorio —que nadie ha ocupado— en la redacción. El cariño de mis compañeros es una frazadita en el aire. Dejo mis cosas y tomo los pasillos: esta vez no estoy de visita, tengo un centímetro de pelo en la cabeza y la fuerza necesaria para empezar. Mi jefe no compra mi omnipotencia y se encarga de hacerme las cosas fáciles durante los primeros meses: el último empujoncito para una vuelta acolcho- nada.

El primer día voy a Fotografía y poso para el retrato que sale con las notas. Voy de nuevo a la vitrina, no quiero mi antigua foto de pelilarga. Desaparecí un año y ahora soy de otra manera. Estoy quemada, flaca, me gustan los rulito al ras: en esa foto —soy mala ganadora— tengo la cara de quien le acaba de romper una pierna al ángel de la muerte.

Llego a la redacción y me entero de que un compañero murió de un cáncer de pulmón durante mi tratamiento. Nadie me dijo nada cuando el Gallego se enfermó, la noticia es brusca: hay gente que se muere de cáncer. Justo lo que estoy tratando de negar.

A los pocos días, la otra Silvina de mi sección se tiene que operar un tumor. Es un cáncer de colon y —aunque no habíamos sido especialmente amigas— apenas la empiezan a tratar la llamo y la voy a ver. Mejor: voy a que ella me vea, me siento un ejemplo alentador. La encuentro hecha un palito, el cáncer de ella actuó antes de la operación: no estará enferma de pura quimioterapia, el tumor ya se paseó por sus entrañas. Me habla de su tratamiento como de una cantidad de tarea para hacer y de cómo la organiza. Me habla del dolor de los demás.

Silvina es la primera de una cadena: llevo la expe- riencia del cáncer de boca en boca.

El cáncer y sus remedios, el cáncer y toda la vida de nuevo, como si pidiera rediseño; el cáncer y sus huidizos porqués. De todo eso hablamos con los cancerosos. A cada uno le han aparecido decenas de tratamientos alternativos, con recetas que casi siempre son "naturales", que casi siempre se acompañan de una dieta. A esta altura, mi primer sentimiento es la sospecha. Yo estoy —de esto hablamos— a favor de que cada enfermo decida sobre su vida o elija su muerte. Que encuentre lo mejor y se recupere o se equivoque y se debilite, o encuentre lo mejor y se debilite igual, esto no es gripe.

Una vez declarado este principio, yo —yo que soy yo— no rechazaría la quimioterapia si el médico la ofrece. Si hay una posibilidad de que ese tratamiento cruento, esa aplanadora impiadosa, se lleve puesto, al pasar, al cáncer, yo lo elijo. Soy occidental: no tengo cabeza para confiar en el lento trabajo del arroz integral ni tengo un cuerpo incontaminado. Soy atea: no descanso en una voluntad ajena, buena y justa. No me importa la justicia: me importa estar viva, por desesperado y antiestético que sea el intento. No confío en nadie, preciso palabras, aunque sea una metáfora: si no entiendo cómo actúa el remedio —Taxol o alcachofa—, no quiero tomarlo. "Purifica" me parece poco como explicación.

Les digo, a los que hablan conmigo, que pienso que mi tratamiento paraguayo fue una chantada. No puedo probarlo: estoy bien y si el oncólogo tiene motivos para ponerme en su lista de triunfos, los paraguayos están en condiciones de pegar mi foto —no les di ninguna— en su álbum. Ale, el amigo de mi amiga que se trataba un tumor en el cerebro con ellos —con oncólogos y con los paraguayos— murió cuando yo estaba en la chacra. En mi universo de dos casos él es 0 a 0, yo soy 1 a 1 y sigue el empate. Pero si empezara de nuevo —digo hoy, que me siento sana— iría al oncólogo y no a lo de los paraguayos. O buscaría medicinas alternativas que luzcan más serias. Más cercanas a las terapias milenarias que al eclecticismo new age. Sin embargo, tengo la certeza de que si una de esas alternativas tuviera en la mano un remedio efectivo para el cáncer no habría manera de mantener el secreto. Como ocurrió cuando hubo una esperanza con la crotoxina, supongo que los enfermos serían imparables e irían en charter a la luna a buscar la salvación. Puede ser incómodo alimentarse de algas, recorrer verdulerías hasta dar con verduras orgánicas. Puede ser cara —no lo es— la droga mágica que ofrece un tipo en un aviso del diario. No creo que haya muchas cosas más brutales que la quimio y los rayos. Supongo que si hubiera —Paraguay, Japón o incluso San Francisco— algo efectivo contra esas células desenfrenadas, los enfermos lo usarían sin prejuicios. Casi nada amedrenta a quienes tienen la promesa de una muerte cruel en pocos meses.

Vivir de otra manera desde el vamos —sin polución, sin estrés, más clorofila y menos dióxido de carbono— es mucho más ambicioso. Esa respuesta responde a la hipótesis de que el cáncer es producto de factores ambientales. Que el mundo moderno nos enferma. Se podría pensar, en este sentido, que en el ecosistema industrial y urbano hay una selección natural y que sobrevivirán los que sepan adaptarse. Que los que no, morirán de cáncer. A menos que una revolución ecologista ponga a girar el mundo en sentido inverso. ¿Esa revolución está en manos de los enfermos de cáncer?

Con la experiencia de mi tratamiento —desagradecida como soy— no haría ahora una dieta naturista como la que soporté. Estricta y caprichosa, mi dieta decía no a todo lo que sonara a industrial, no a lo refinado y sí a lo integral. Era un principio teórico, no algo pensado para mis glóbulos desnutridos. En la búsqueda de una alimentación poderosa encontré escritos sobre las virtudes anticancerígenas del tomate y afirmaciones —siempre enunciadas como certezas— sobre la maldad de sus ácidos. Unos que prohíben freír, otros que prefieren saltado a hervido. Unos que previenen sobre los efectos de combinar cereales y legumbres, otros que exaltan las virtudes de la mezcla. Unos que dicen que la leche, la leche que nos da la buena vaca, la que hay que tomar para crecer fuertes y calcificados, es una porquería porque ninguna especie se nutre con la leche de otra. No hay un paradigma de alimentación alternativa, hay varios y en el momento en que se hace la elección —en que yo la hice— uno tiene la impresión de que está eligiendo, de entre muchas cuerdas, la que puede sacarlo del pozo. Y que el que se equivoca, al fondo.

No haría esa dieta. Sobre el malestar de la quimio, sobre los meses de ruleta rusa, sobre la angustia y el dolor de huesos, la comida horrible. Disgusto y anemia. Seguro que hay que buscar una forma de alimentación que cuide el corazón, los riñones, que contenga un poco la agresión de las drogas. No digo que hay que alimentarse con costillitas de cerdo y vino tinto. A mí el tofu, el azúcar de maíz, el pollo orgánico y el mijo me dejaron triste y, además, me dejaron débil. ¿Fueron, también, mi protección? Hoy —hoy— creo que no volvería a pasar una quimioterapia sin chocolate y bife de chorizo.

El primer control llega pronto. Voy a ver a mi doctor. Un paso dentro del Instituto y aunque el regreso es con gloria, siento náuseas. Las mujeres que atienden —Gaby, Margarita— me besan cuando entro, me dicen que ven lo bien que se me ve. El doctor hace algunas —no muchas— órdenes: ecografías, análisis de sangre, radiografía de tórax. Salvo el colesterol alto —aquí se paga el asado perpetuo de la chacra— estoy impecable.

El pelo empieza a crecer y parezco Maradona en su época de Cebollitas. Más de uno reclama que sea consecuente y cumpla con mis rulos la promesa de mitad de la quimio: pronto por la cintura. Que haga mi recuperación hasta el final, es decir, que recupere tal como era la persona que era. Me parece que no. Más bien tengo ganas de cortarme mucho el pelo. Casi veinte años de rulos hippies y ahora me gusta más así, la verdad. El pelo sagrado, el intocable, el que iba a encanecer largo y enrulado, fue dejado de la mano de Dios y ahora estoy libre de su belleza.

Primero voy a ver a la peluquera suave que lo cortó. Como una reparación, por el garrón compartido. Para terminar lo que empezamos. Porque me había gustado tanto aquel primer corte, el que me dejaba académica de género. Le llevo mi cabeza Maradona y le digo que no quiero que quede redondo. Ella hace lo mismo de la vez pasada, repite lo que me había dejado contenta en medio de la desgracia y ya no me parece tan interesante: quiero algo más moderno. La ida no es igual que la vuelta, aunque en algún momento doble por la misma esquina.

Me reencuentro con la gente que trato por trabajo, algunos que se enteraron y algunos que no. Circulo un poco y aparecen los que festejan el corte de pelo. ¿Tengo que decirles, a los que no saben, que no fue decisión mía? ¿O será mejor mirar al horizonte y dejarlos disertar sobre las bondades de renovarse a tiempo?

¿Me abandona, en algún momento, mi cáncer? ¿O acaso lo tengo que mostrar para tenerlo a raya? Lo nombro, lo miro, soy yo la que lo persigue: no me va a agarrar a traición.

No sé si se puede conjugar "tengo cáncer" en pasado. Digo "tuve cáncer" y lo digo bajito, que no escuchen los dioses vengadores mi pecado de soberbia. Tuve, como si se lo pudiera dar por terminado. Como si no existiera la chica que hablaba en el salón de los rayos: cinco años después, los huesos. Por ahora elijo una fórmula de compromiso con el destino: "Me estoy recuperando de un cáncer".

Pasa abril, promedia mayo. No tomo tamoxifeno y el 5 de junio se cumplen los siete meses durante los que, dijo la eminencia, se podía esperar que volviera la menstruación. Se está por definir: menstruación o menopausia. Lo segundo es lo que conviene a mi convalecencia, parece que los estrógenos dan un dinamismo que el cáncer aprovecha. Lo primero, la sangre, es lo que yo espero. Quiero menstruar, quiero ser joven y no tener cáncer: ya lo dije, lo quiero todo.

A fines de mayo siento algo en el vientre. Una opresión leve, un runrun. ¿Se despereza el ovario? ¿O es un espejismo del deseo? Durante varios días el dolorcito va y viene. No digo nada, pero voy al baño a cada rato a ver si hay novedades. Si vuelve, prácticamente no quedará huella física del cáncer. Si vuelve, Taxol habrá pasado por mí sin hacer daño; ojalá —siempre será una duda— cuidándome la vida. Si vuelve soy Highlander.

Tuve cáncer al pedo: estas inquietudes se mezclan con las más idiotas y puedo desesperarme —aunque postule para Highlander— porque en el centro me tocan bocina y no consigo avanzar ni estacionar. Puedo sudar frío a las dos de la mañana porque me olvidé de poner un dato en una nota. Puedo llorar horas por una discusión y temblar de susto porque algo se movió en la terraza. No aprendí a decir que no. Yo, a quien apuntaron los ojos de la muerte, no sé cómo mirar los conflictos a la cara y ponerles el cuerpo. Si mi cáncer era la represión, tengo que esperarlo de vuelta porque me sigo quedando con el gusto de lo no dicho en la garganta. Todavía —aunque la muerte me haya amenaza- do desde adentro— les tengo más miedo a los demás.

Con los meses, la señora de la parca se pinta de invisible. A medida que la perspectiva de la muerte se desdibuja y me acerco a la inmortalidad, tengo tiempo y energía para derrochar. Puedo darme el lujo de no ser feliz un día porque la vida es infinita como antes. Me pierdo la sabiduría carpe diem de los que van a morir.

Dolorcito, dolorcito, la noche del 4 de junio vuelvo del trabajo y tengo la bombacha manchada. La pondría en un marco, en el comedor. Me quedo sentada en el inodoro disfrutando de la vida eterna.

Vuelvo a natación, algo que ahora es imprescindible para cuidar mi brazo derecho. Fernanda trabaja amorosamente sobre él: tiene que estar flexible, despegado del cuerpo, fuerte, firme. Le respondo en moneda de entrenamiento: nado, nado, hago todo, lo hago rápido. No falto nunca: nado para tener ahora un cuerpo mejor —no sólo más bello— que el de antes. Mi propósito es, por fin, no vender mi cuerpo sino priorizarlo, digo, gozarlo. Por un caminito embarrado resbalo a la conclusión más evidente: ya supiste cómo era perderla, ahora no puede haber nada antes que la salud. Camino veinte cuadras ida y veinte vuelta los días que voy a natación. Empiezo a ir al gimnasio y conozco un placer nuevo: estoy drogada de endorfinas. Voy a terapia. Durante algunos meses soy perfecta, pero dura poco.
Primero me peleo con Fernanda: voy tan rápido en la pileta que no tolero el ritmo lento de los otros. Dejo de disfrutar el agua porque espero más de lo que nado. Protesto de más. La

ofendo. Me parece que así no, y me voy.

Después dejo el gimnasio. Una conmoción en mi vida y en la de Olga nos tiene revolucionadas y no hay cabeza para cinta y aparatos. Una semana no y otra menos. No vuelvo.

Dejo terapia porque quiero gastar la plata en otra cosa y Freud sabrá por qué motivos más. Justo yo, que evidentemente necesito análisis, quiero alquilar una casa en el Tigre y no puedo con todo. Quiero el agua, los mil distintos tonos de verde, quiero estar lejos de la ciudad el mayor tiempo posible. Otro mal de las chacras: Buenos Aires no me gusta más, y es en serio. Entonces le digo a mi analista —yo lo creo, ella no— que es por el verano. Con los meses se comprobará que, otra vez, ella lo supo antes que yo.

Un año después del fin de la quimio han pasado siglos desde aquella alegría; la vida sin quimio vuelve a ser lo normal. Vienen, entonces, los análisis completos. Feliz cumpleaños, centellograma, mamografía, todo de nuevo. Ahora que no doy miedo, en la sala de espera tengo un secreto, es decir, tengo una angustia. Mi revisación es exhaustiva, me hacen muchas placas, las técnicas insisten sobre mis tetas. El lugar donde hacen las mamografías es el centro mundial de las malas noticias y cada vez me da más miedo estar ahí. ¿Quién soy yo para pasar pisar semejante bestia?

¿Qué cambié —todo en vano, todo al pedo— para, ahora sí, expulsar a mi cáncer de mí?

Tengo cáncer no se conjuga en pasado y acecha en el futuro. En un futuro que acecha. Vivo en la Argentina: no puedo quedarme sin trabajo porque no puedo quedarme sin obra social. Si se lo compara con lo que pasan los que dependen de que el Estado entregue las drogas oncológicas, todos mis problemas con la prepaga fueron un paseo por el Gran Canal con gondolero afinado canturreando O sole mio. Me hicieron los estudios cuando hizo falta, me internaron en una habitación para mí sola, me reconocieron en la recepción. Desde los detalles hasta las grandes cosas, tener un trabajo bueno y en blanco me permitió pasar más tiempo pensando en lo que estaba haciendo que en dónde conseguir el remedio. Me puso a la mano un médico que responde cuando lo llamo, tiene media hora para escuchar todas mis preocupaciones y puede ordenar una tomografía ante una duda insignificante. Puede derrochar recursos para que yo duerma tranquila.

Acecha el futuro: voy a seguir necesitando controles caros y difícilmente me acepten en una prepaga que no sea la que ya me atendió, que es carísima. Cuando esto se escribe, la desocupación en la Argentina pasa el 20 por ciento y una devaluación está poniendo los precios de los medicamentos al doble, porque se siguen cotizando en dólares, mientras que una ley nueva prohíbe que se indexen los salarios. Los médicos y los enfermeros de los hospitales públicos hacen manifestaciones por falta de insumos. Mi doctor oso dijo que yo tenía dos veces más posibilidades de volver a tener cáncer que quienes nunca lo tuvieron. La idea de quedarme sin trabajo me enloquece si pienso que puedo enfermarme otra vez. Esta debilidad se la debo a mi cáncer pero también a treinta años de destrucción y saqueo de este país.

Tuve cáncer al pedo y no vivo el día, tener que decir que no es un problema y ni siquiera le saco el jugo a mi cuerpo. Tan al pedo que desconfío, incluso, de que exista la experiencia, de que haber tenido ese cáncer me haya preparado para el próximo o para cualquier otra cosa. Mi amiga Diana me escucha y me presta un libro de filosofía, el autor es Giorgio Agamben. Ella me muestra algunos párrafos, me interesa una afirmación marginal: "La experiencia está orientada ante todo a la protección de las sorpresas y que se produzca un shock implica siempre una falla en la experiencia. Obtener experiencia de algo significa: quitarle su novedad, neutralizar su potencial de shock".

Ah, Agamben, de eso hablo: no estoy segura de poder enfrentar mejor un cáncer, no sé si no sería, en lo importante, tan principiante como la primera vez. Vuelta a la inmortalidad, creo, tendría la misma perplejidad si fuera puesta de nuevo en situación de pensar mi muerte. De entender que no es la muerte que me mira, que no hay tal cosa, sino que soy yo la que fue obligada a enfrentar ese límite. Si no hubiera desviado la vista, si no hubiera desistido de esa mirada a la muerte, sería más sabia. Pero recuperarme —mala como quería Audre Lorde— también era volver a la incredulidad de la finitud. No aprendí nada porque no aprendí eso: mi muerte, mi nada, sigue siendo impensable.

Me olvido del cáncer y sin embargo mi médico es mi oncólogo. Me duele la cabeza un par de días seguidos y lo llamo al celular. Me escucha. "¿Probaste un analgésico?", sugiere. Pruebo, compro el que él me dice, pero no me calmo hasta que me manda a hacer un estudio. Hasta que las máquinas, las imágenes, los números del laboratorio juran que no tengo nada. Siempre que me enfermo, me enfermo de cáncer.

Me olvido del cáncer a cada rato, pero no me puedo olvidar del brazo, que campanea la enfermedad. Como no hago nada, el brazo operado duele y perdió potencia. En los peores días me cuesta levantar una pava. Puedo alzarlo pero es un movimiento consciente. Me cruzo con alguien en la vereda de enfrente y tomo carrera para levantar el brazo. Saco las latas del estante alto de la alacena con la izquierda: siempre me vanaglorié de ser ambidiestra, ahora soy cada vez más zurda. Todas las noches prometo ejercitarlo la mañana siguiente.

El brazo es el punto visible de la debilidad y de una fragilidad que reclama atención ininterrumpida. Una gata peluda, en el Tigre, me deja una marca en la mano derecha y la mano se empieza a hinchar. Sonamos, se viene el edema tan temido, el brazo monstruo. Sonamos y esto me pasa por haber negado la limitación y seguir arreglando mangueras en el arroyo, seguir colgándome de los muelles sin saber desde dónde amenazan los clavos oxidados. Esto me pasa por volver al mundo como si no se hubiera rajado mi escudo.

Llamo otra vez al oncólogo. Se lo toma en serio. Me receta un par de medicamentos. Dice que si aparece una raya roja en mi brazo, lo llame inmediatamente. Miro la mano derecha y la izquierda cada cinco minutos. ¿Está hinchada? Paula, mi amiga del diario, dice que sí. Un par de días y la hinchazón baja ¿del todo? Paula dice que sí, del todo. La miro ahora y no se ve nada. Parece que zafé otra vez.

No uso guantes de amianto.

Una vez por año el control es completo. Paso un par de días de acá para allá, laboratorios, ecografías, radiografías. El segundo control es en noviembre de 2001. Voy a hacerme la mamografía con una orden que ordena "magnificación de zonas sospechosas". El oncólogo me explicó que lo pone así por comodidad, para que no me manden de vuelta con la recomendación de pedir otro estudio. Así que llego con ese papel, que hace prever que alguna zona sospechosa habrá. Todas entran, click y salen. Yo entro, click, espere, a ver, un ratito, venga de nuevo. Entro de nuevo, están mis tetas colgadas en una pantalla iluminada, hay flechas marcando unas manchas blancas en las dos —¡en las dos!—, la técnica me ubica en otra máquina y me aplasta las tetas, dice que respire hondo, sabe que lo que está haciendo duele en el cuerpo y duele en la psiquis. La derecha es sospechosa, bueno. La izquierda, ¿por qué? Me dicen que espere otro rato, me llaman de nuevo, otras placas. ¿Qué pasa? Queremos ver bien. ¿Qué cosa? La zona. Sí, claro, qué cosa en la zona. La zona que hay que ver, en fin. No me va a decir nada.

Vuelvo a la salita de espera, no me pasa el té dulce del termo, reviso la lista y sé que ya tengo los análisis de sangre y que el CA, que mide nosequé que sube si hay cáncer, está bien. Entonces seguro está todo bien. Seguro hacen todo esto porque mi orden lo habilita y así ganan más. Seguro se cubren porsilasmoscas. Tengo cáncer todo ese tiempo. Hasta que una doctora —no una técnica, lo sé por el color de su guardapol- vo— me llama y me lleva a una salita para hacer la ecografía que pedía mi médico. Debe ser cordobesa, es rubia, bastante linda. Pasa el transductor y no habla. ¿Todo bien? Acá no hay nada, dice. Y le digo que vi las manchas blancas. La doctora rubia es un mar de amor y me explica lo que ya sé, pero no lo sé hoy, no lo sé de estas placas en concreto, y es que muchas cosas pueden dar mancha blanca y que ella no encuentra nada de nada y que —falta la lupa, la ciencia dura, pero por ahora— las placas se ven igual que las del año pasado. Recién ahí dejo de tener cáncer, dejo de tener cáncer de nuevo. Tengo que pasar por casa a bañarme. La angustia me dura.

Estoy bien, estoy tan bien que parece una provo- cación, estoy gorda otra vez y la mayor parte del tiempo tengo un futuro largo. Estoy bien y es un baldazo de hielo en la cabeza el domingo en que suena el celular y me avisan que mi compañera Silvina murió. Lloro su muerte y lloro la mía esa tarde, en la que mis compañeros se abrazan y me abrazan fuerte, como para que me quede claro que yo estoy bien y estoy acá. Yo lloro por ella y lloro porque el cáncer es mortal y porque me tocó y porque hasta ahora da la impresión de que le gané, pero quién se atreve a cantarle victoria en la jeta.

Como un comodín —¿como un tumor?— el cáncer ocupa el lugar de mis miedos y el de aquellas cosas en las que me apoyo. No en conjunto sino uno por uno. No todo el tiempo sino alternativamente. Un flash de fragilidad que, sin embargo, no dura nunca lo suficiente como para enseñarme a cuidarme. No sé escapar de las cosas que me hacen mal. Cuando le tengo miedo a la soledad no me salva la idea mágica: "Yo pasé el cáncer, qué me va a hacer la soledad", sino que un miedo se suma al otro: "tener cáncer y encima estar sola" o bien un miedo es desplazado por el otro: en vez de a la soledad, le temo al cáncer.

Dos años después me parece que no aproveché el cáncer y, en el fondo, me alegro de eso. Me parece una idea loca y casi religiosa sufrir para aprender. Como si la vida necesitara de la muerte para perder su candidez. No quiero —no siempre hago lo que quiero— hacer de una enfermedad el punto de inflexión de mi vida, ni aunque esa enfermedad sea el cáncer.

Dos años después lo olvido y le temo; lo miro y me oculto de él; lo sé de adentro y lo odio afuera. Ni la cara de la muerte me enseñará a vivir. El sueño de un sol y un mar y una vida peligrosa sigue ahí, igual de lejano. Me hace bien tanto como me hace mal. No encontré mi esencia en los tubos de la quimioterapia: la ecuación entre quien soy y quien quiero ser sigue dando incógnita.

En definitiva, tengo miedo de morirme, de estar viviendo mal, tengo miedo y deseo de olvidarme de los meses del cáncer y volver a vivir como si no hubiera un último día.

Tengo miedo de tener cáncer, como si fuera virgen.

www.ingramcontent.com/pod-product-compliance
Lightning Source LLC
Chambersburg PA
CBHW060455280326
41933CB00014B/2759